DECODIFICANDO LA PROGRAMACIÓN NEUROLINGÜÍSTICA

HERRAMIENTAS PARA UNA COMUNICACIÓN MÁS EFICAZ

DAVID SANDUA

Decodificando la Programación Neurolingüística.
© David Sandua 2024. Todos los derechos reservados.
Edición electrónica y en rústica.

"La Programación Neurolingüística nos enseña a sintonizar con los pensamientos y sentimientos de los demás, permitiéndonos crear conexiones auténticas y duraderas".

Wyatt Woodsmall

ÍNDICE

I. INTRODUCCIÓN **13**
    DEFINICIÓN DE PNL 13
    VISIÓN GENERAL DE LA RELEVANCIA DE LA PNL PARA LA COMUNICACIÓN EFICAZ 14
    OBJETIVOS DEL ENSAYO DE INVESTIGACIÓN 15

II. DESARROLLO HISTÓRICO DE LA PNL **16**
    ORÍGENES Y FUNDADORES DE LA PNL 16
    EVOLUCIÓN DE LA PNL A LO LARGO DE LAS DÉCADAS 17
    HITOS CLAVE EN LA INVESTIGACIÓN DE LA PNL 18

III. PRINCIPIOS FUNDAMENTALES DE LA PNL **19**
    LOS PRESUPUESTOS DE LA PNL 19
    EL MODELO DE COMUNICACIÓN SEGÚN LA PNL 20
    EL CONCEPTO DE EXPERIENCIA SUBJETIVA 21

IV. PNL Y PERCEPCIÓN **22**
    EL PAPEL DE LA AGUDEZA SENSORIAL 22
    FILTROS DE PERCEPCIÓN EN PNL 23
    CÓMO SUGIERE LA PNL QUE LA PERCEPCIÓN DETERMINA LA COMUNICACIÓN 24

V. SISTEMAS DE REPRESENTACIÓN **25**
    SISTEMAS VISUALES, AUDITIVOS Y CINESTÉSICOS 25
    IDENTIFICAR LOS SISTEMAS DE REPRESENTACIÓN EN LA COMUNICACIÓN 26
    ADAPTAR LOS ESTILOS DE COMUNICACIÓN A LOS DISTINTOS SISTEMAS 27

VI. TÉCNICAS DE CREACIÓN DE RAPPORT EN LA PNL **28**
    EL CONCEPTO DE REFLEJAR Y EMPAREJAR 28
    TÉCNICAS DE RITMO Y CONDUCCIÓN 29
    ENTABLAR RELACIONES EN DIFERENTES CONTEXTOS 30

VII. METAMODELOS EN LA PNL **31**
    DEFINICIÓN Y FINALIDAD DEL META-MODELO 31
    TÉCNICAS PARA ACLARAR Y CONCRETAR LA COMUNICACIÓN 32
    APLICACIONES PRÁCTICAS DEL META-MODELO 33

VIII. EL MODELO MILTON **34**
    COMPRENDER EL MODELO MILTON 34
    TÉCNICAS DE COMUNICACIÓN INFLUYENTE Y PERSUASIVA 35
    DIFERENCIAS ENTRE EL METAMODELO Y EL MODELO MILTON 36

IX. TÉCNICAS DE CALIBRACIÓN **37**
    DEFINICIÓN E IMPORTANCIA DE LA CALIBRACIÓN 37
    LEER E INTERPRETAR LAS SEÑALES NO VERBALES 38
    EJERCICIOS DE CALIBRACIÓN PARA MEJORAR LA COMUNICACIÓN 39

X. TÉCNICAS DE ANCLAJE **40**
    CONCEPTO DE ANCLAJE EN PNL 40
    TIPOS DE ANCLAJES Y SUS USOS 41
    ESTABLECER Y UTILIZAR EFICAZMENTE LOS ANCLAJES 42

XI. EL REENCUADRE EN LA COMUNICACIÓN **43**
    DEFINICIÓN Y TIPOS DE REENCUADRE 43

TÉCNICAS DE REENCUADRE COGNITIVO Y CONTEXTUAL 44
IMPACTO DEL REENCUADRE EN LAS INTERACCIONES INTERPERSONALES 45
XII. ESTRATEGIAS PARA LA RESOLUCIÓN DE CONFLICTOS 46
ENFOQUES DE LA PNL PARA GESTIONAR CONFLICTOS 46
PAPEL DE LOS PATRONES LINGÜÍSTICOS EN LA RESOLUCIÓN DE CONFLICTOS 47
CASOS PRÁCTICOS DE RESOLUCIÓN DE CONFLICTOS CON ÉXITO UTILIZANDO LA PNL 48
XIII. PNL EN LA COMUNICACIÓN DEL LIDERAZGO 49
MEJORAR LAS HABILIDADES DE LIDERAZGO MEDIANTE LA PNL 49
TÉCNICAS DE PNL PARA LA GESTIÓN EFICAZ DE EQUIPOS 50
EJEMPLOS DE CASOS DE PNL EN EL LIDERAZGO 51
XIV. PNL EN VENTAS Y MARKETING 52
APLICACIÓN DE LA PNL EN LA COMUNICACIÓN PERSUASIVA 52
TÉCNICAS PARA ESTABLECER UNA BUENA RELACIÓN CON EL CLIENTE 53
CASOS PRÁCTICOS DE ÉXITO DE VENTAS CON PNL 54
XV. PNL EN ENTORNOS EDUCATIVOS 55
PAPEL DE LA PNL EN LA ENSEÑANZA Y EL APRENDIZAJE 55
TÉCNICAS DE PNL PARA UNA ENSEÑANZA EFICAZ 56
IMPACTO DE LA PNL EN EL COMPROMISO DE LOS ESTUDIANTES Y EN LOS RESULTADOS DEL APRENDIZAJE 57
XVI. PNL EN CONTEXTOS TERAPÉUTICOS 58
USO DE LA PNL EN EL ASESORAMIENTO Y LA TERAPIA 58
TÉCNICAS DE COMUNICACIÓN TERAPÉUTICA 59
CASOS PRÁCTICOS DE RESULTADOS TERAPÉUTICOS CON PNL 60
XVII. PNL Y RELACIONES PERSONALES 61
MEJORAR LAS INTERACCIONES PERSONALES MEDIANTE LA PNL 61
ESTRATEGIAS DE PNL PARA CONEXIONES EMOCIONALES MÁS PROFUNDAS 62
EJEMPLOS DE MEJORA DE LA VIDA PERSONAL CON PNL 63
XVIII. PNL PARA HABLAR EN PÚBLICO 64
TÉCNICAS PARA MEJORAR LA CAPACIDAD DE HABLAR EN PÚBLICO 64
EL PAPEL DE LA PNL EN LA PARTICIPACIÓN DEL PÚBLICO 65
EJEMPLOS DE ORADORES DE ÉXITO QUE UTILIZAN LA PNL 66
XIX. PNL Y COMUNICACIÓN NO VERBAL 67
COMPRENDER EL LENGUAJE CORPORAL A TRAVÉS DE LA PNL 67
TÉCNICAS PARA INTERPRETAR Y UTILIZAR EFICAZMENTE EL LENGUAJE CORPORAL 68
EL IMPACTO DE LAS SEÑALES NO VERBALES EN LA COMUNICACIÓN 69
XX. PNL Y COMUNICACIÓN DIGITAL 70
ADAPTAR LAS TÉCNICAS DE PNL A LAS PLATAFORMAS DIGITALES 70
RETOS Y SOLUCIONES PARA LA COMUNICACIÓN VIRTUAL 71
CASOS PRÁCTICOS DE COMUNICACIÓN DIGITAL EFICAZ MEDIANTE PNL 72
XXI. CONSIDERACIONES ÉTICAS EN LA PNL 74
CUESTIONES ÉTICAS EN TORNO AL USO DE LA PNL 74
DIRECTRICES PARA LA PRÁCTICA ÉTICA DE LA PNL 75
LA IMPORTANCIA DE LA INTEGRIDAD EN LAS APLICACIONES DE LA PNL 76
XXII. MEDIR LA EFICACIA DE LA PNL 77
CRITERIOS PARA EVALUAR LOS RESULTADOS DE LA PNL 77
METODOLOGÍAS DE INVESTIGACIÓN PARA EL ESTUDIO DE LA PNL 78
ANÁLISIS DE ESTUDIOS EMPÍRICOS SOBRE LA EFICACIA DE LA PNL 79
XXIII. CRÍTICAS Y CONTROVERSIAS DE LA PNL 80

CRÍTICAS HABITUALES A LAS PRÁCTICAS DE LA PNL 80
RESPUESTAS A LAS CRÍTICAS DE LA COMUNIDAD DE LA PNL 81
LA VALIDEZ CIENTÍFICA DE LA PNL 82

XXIV. FORMACIÓN Y CERTIFICACIÓN EN PNL 83
VISIÓN GENERAL DE LOS PROGRAMAS DE FORMACIÓN EN PNL 83
CRITERIOS PARA ELEGIR EL CURSO DE PNL ADECUADO 84
LA IMPORTANCIA DE LA CERTIFICACIÓN EN LA PRÁCTICA DE LA PNL 85

XXV. DIRECCIONES FUTURAS EN LA INVESTIGACIÓN DE LA PNL 86
TENDENCIAS EMERGENTES EN PNL 86
NUEVAS APLICACIONES POTENCIALES DE LAS TÉCNICAS DE PNL 87
EL FUTURO DE LA PNL EN LA INTEGRACIÓN TECNOLÓGICA 88

XXVI. PNL E INTELIGENCIA EMOCIONAL 89
RELACIÓN ENTRE PNL E INTELIGENCIA EMOCIONAL 89
TÉCNICAS DE PNL PARA MEJORAR LA CONCIENCIA EMOCIONAL 90
CASOS PRÁCTICOS DE MEJORA DE LA INTELIGENCIA EMOCIONAL MEDIANTE PNL 91

XXVII. PNL Y TÉCNICAS COGNITIVO-CONDUCTUALES 92
COMPARAR LA PNL CON LA TCC 92
ENFOQUES INTEGRADORES UTILIZANDO PNL Y TCC 93
VENTAJAS DE COMBINAR LA PNL CON OTROS MÉTODOS PSICOLÓGICOS 94

XXVIII. PNL EN CONTEXTOS MULTICULTURALES 95
ADAPTAR LAS TÉCNICAS DE PNL A DIVERSAS CULTURAS 95
RETOS DE LA COMUNICACIÓN INTERCULTURAL 96
CASOS DE ÉXITO DE LA PNL EN ENTORNOS MULTICULTURALES 97

XXIX. PNL Y APRENDIZAJE DE IDIOMAS 98
MEJORAR LA ADQUISICIÓN DE IDIOMAS MEDIANTE LA PNL 98
ESTRATEGIAS DE PNL PARA PROFESORES Y ALUMNOS DE IDIOMAS 99
EJEMPLOS DE MEJORA DE LAS COMPETENCIAS LINGÜÍSTICAS MEDIANTE TÉCNICAS DE PNL 100

XXX. PNL Y COMUNICACIÓN SANITARIA 102
APLICACIÓN DE LA PNL EN ENTORNOS SANITARIOS 102
TÉCNICAS DE PNL PARA LA COMUNICACIÓN CON EL PACIENTE 103
IMPACTO DE LA PNL EN LOS RESULTADOS SANITARIOS 104

XXXI. PNL Y HABILIDADES DE NEGOCIACIÓN 105
ESTRATEGIAS DE PNL PARA UNA NEGOCIACIÓN EFICAZ 105
PAPEL DE LOS PATRONES LINGÜÍSTICOS EN LA NEGOCIACIÓN 106
CASOS PRÁCTICOS DE NEGOCIACIONES CON ÉXITO UTILIZANDO LA PNL 107

XXXII. PNL Y ATENCIÓN AL CLIENTE 108
MEJORAR LAS INTERACCIONES CON LOS CLIENTES MEDIANTE LA PNL 108
TÉCNICAS DE PNL PARA LA SATISFACCIÓN DEL CLIENTE 109
EJEMPLOS DE MEJORA DEL SERVICIO AL CLIENTE MEDIANTE LA PNL 110

XXXIII. PNL Y DESARROLLO ORGANIZATIVO 111
EL PAPEL DE LA PNL EN EL CAMBIO ORGANIZATIVO 111
TÉCNICAS PARA MEJORAR LA COMUNICACIÓN ORGANIZATIVA 112
CASOS PRÁCTICOS DE DESARROLLO ORGANIZATIVO MEDIANTE PNL 113

XXXIV. PNL Y DESARROLLO PERSONAL 114
SUPERACIÓN PERSONAL MEDIANTE TÉCNICAS DE PNL 114
PNL PARA LA FIJACIÓN DE OBJETIVOS Y EL CRECIMIENTO PERSONAL 115
HISTORIAS DE ÉXITO DE TRANSFORMACIÓN PERSONAL CON PNL 116

XXXV. PNL Y COACHING DEPORTIVO 118
APLICACIÓN DE LA PNL EN LA PSICOLOGÍA DEL DEPORTE 118
TÉCNICAS PARA MEJORAR EL RENDIMIENTO DEPORTIVO 119
EJEMPLOS DE PNL EN EL COACHING DEPORTIVO PROFESIONAL 120

XXXVI. PNL Y CREATIVIDAD 121
POTENCIAR LOS PROCESOS CREATIVOS MEDIANTE LA PNL 121
TÉCNICAS DE PNL PARA EL PENSAMIENTO CREATIVO 122
CASOS PRÁCTICOS DE MEJORA DE LA CREATIVIDAD MEDIANTE PNL 123

XXXVII. PNL Y GESTIÓN DE CONFLICTOS 124
ESTRATEGIAS DE PNL PARA GESTIONAR CONFLICTOS INTERPERSONALES 124
TÉCNICAS PARA UNA MEDIACIÓN EFICAZ EN LOS CONFLICTOS 125
EJEMPLOS DE RESOLUCIÓN DE CONFLICTOS MEDIANTE PNL 126

XXXVIII. PNL Y TOMA DE DECISIONES 127
MEJORAR LA CAPACIDAD DE TOMA DE DECISIONES CON LA PNL 127
TÉCNICAS DE PNL PARA PENSAR CON MÁS CLARIDAD 128
CASOS PRÁCTICOS DE MEJORA DE LA TOMA DE DECISIONES MEDIANTE PNL 129

XXXIX. PNL Y LA GESTIÓN DEL ESTRÉS 130
TÉCNICAS DE PNL PARA REDUCIR EL ESTRÉS 130
PAPEL DE LA PNL EN LA GESTIÓN DEL ESTRÉS EMOCIONAL 131
EJEMPLOS DE GESTIÓN DEL ESTRÉS CON PNL 132

XL. PNL Y CREACIÓN DE EQUIPOS 133
ESTRATEGIAS DE PNL PARA UNA DINÁMICA DE EQUIPO EFICAZ 133
TÉCNICAS PARA FOMENTAR LA COLABORACIÓN EN EQUIPO 134
CASOS PRÁCTICOS DE DESARROLLO DE EQUIPOS MEDIANTE PNL 135

XLI. PNL Y GESTIÓN DEL CAMBIO 136
EL PAPEL DE LA PNL EN LA FACILITACIÓN DEL CAMBIO 136
TÉCNICAS PARA GESTIONAR EL CAMBIO EN LAS ORGANIZACIONES 137
EJEMPLOS DE ÉXITO EN LA GESTIÓN DEL CAMBIO CON PNL 138

XLII. PNL Y COACHING VITAL 139
EL PAPEL DE LA PNL EN EL COACHING VITAL 139
TÉCNICAS PARA UN COACHING VITAL EFICAZ 140
CASOS DE ÉXITO DE COACHING VITAL CON PNL 141

XLIII. PNL Y DESARROLLO PROFESIONAL 142
TÉCNICAS DE PNL PARA LA PROMOCIÓN PROFESIONAL 142
PAPEL DE LA PNL EN EL CRECIMIENTO PROFESIONAL 143
CASOS PRÁCTICOS DE ÉXITO PROFESIONAL FACILITADOS POR LA PNL 144

XLIV. PNL Y ENVEJECIMIENTO 145
APLICACIÓN DE LA PNL EN GERONTOLOGÍA 145
TÉCNICAS DE PNL PARA MEJORAR LA CALIDAD DE VIDA EN EL ENVEJECIMIENTO 146
CASOS PRÁCTICOS DE APLICACIONES DE LA PNL EN EL CUIDADO DE ANCIANOS 147

XLV. PNL Y PATERNIDAD 148
MEJORAR LAS HABILIDADES PARENTALES MEDIANTE LA PNL 148
ESTRATEGIAS DE PNL PARA UNA COMUNICACIÓN EFICAZ CON LOS NIÑOS 149
EJEMPLOS DE MEJORA DE LA DINÁMICA FAMILIAR MEDIANTE PNL 150

XLVI. PNL Y LA RECUPERACIÓN DE ADICCIONES 151
PAPEL DE LA PNL EN EL TRATAMIENTO DE LA ADICCIÓN 151
TÉCNICAS DE PNL PARA SUPERAR CONDUCTAS ADICTIVAS 152
HISTORIAS DE ÉXITO DE RECUPERACIÓN DE ADICCIONES MEDIANTE PNL 153

XLVII. PNL Y COACHING EJECUTIVO **154**
El impacto de la PNL en el rendimiento de los directivos 154
Técnicas de coaching ejecutivo con PNL 155
Casos prácticos de mejora ejecutiva mediante PNL 156

XLVIII. PNL Y COMUNICACIÓN MEDIÁTICA **157**
Adaptar la PNL a los profesionales de los medios de comunicación 157
Técnicas para una comunicación eficaz en los medios de comunicación 158
Ejemplos de PNL en el periodismo y la radiodifusión 159

XLIX. PNL Y COMUNICACIÓN AMBIENTAL **161**
Utilizar la PNL para fomentar la conciencia medioambiental 161
Estrategias de PNL para una defensa eficaz del medio ambiente 162
Casos prácticos de campañas medioambientales que utilizan la PNL 163

L. PNL E INTELIGENCIA ARTIFICIAL **165**
Integración de las técnicas de PNL con la tecnología de IA 165
Impactos potenciales de la IA en las prácticas de PNL 166
Perspectivas futuras de la colaboración entre la PNL y la IA 167

LI. CONCLUSIÓN **168**
Resumen de las principales conclusiones 168
Implicaciones de la PNL para las futuras prácticas de comunicación 169
Reflexiones finales sobre el poder de la PNL para mejorar las habilidades de comunicación 170

BIBLIOGRAFÍA **171**

I. INTRODUCCIÓN

El mundo de la comunicación es un ámbito complejo y polifacético, en el que comprender e interpretar los matices de la interacción humana puede marcar la diferencia en nuestra vida personal y profesional. La Programación Neurolingüística (PNL) ofrece un conjunto único de herramientas y técnicas que pueden revolucionar nuestra forma de abordar la comunicación, permitiéndonos descifrar los patrones y señales subyacentes que dan forma a nuestras interacciones. Al profundizar en los entresijos de las señales verbales y no verbales, la PNL dota a las personas de las habilidades necesarias para establecer conexiones más fuertes, fomentar la confianza e influir positivamente en los demás. Mediante la exploración de conceptos como la calibración, el anclaje y el reencuadre, este libro arroja luz sobre cómo pueden aprovecharse estos principios para superar las barreras de la comunicación y lograr los resultados deseados. Al centrarse en aplicaciones prácticas y ejemplos del mundo real, se anima a los lectores a reflexionar sobre sus propios estilos de comunicación y a adoptar un enfoque más consciente y eficaz para establecer relaciones. Este libro es una guía completa para cualquiera que desee mejorar sus habilidades comunicativas y liberar todo el potencial de sus interacciones interpersonales.

Definición de PNL

La PNL puede definirse como un enfoque psicológico que se centra en la conexión entre la neurología, el lenguaje y los patrones de comportamiento. Implica comprender cómo perciben el mundo los individuos a través de sus sentidos, cómo se comunican verbal y no verbalmente, y cómo influyen estos aspectos en su comportamiento. Las técnicas de la PNL pretenden reprogramar la forma en que los individuos piensan y reaccionan ante los estímulos, proporcionándoles herramientas para comunicarse eficazmente, establecer relaciones y lograr el crecimiento personal. Al profundizar en conceptos como la calibración, el anclaje y el reencuadre, los individuos pueden aprender a comprenderse mejor a sí mismos y a los demás, lo que conduce a una mejora de las relaciones y a un mayor éxito en diversos aspectos de sus vidas. Mediante el estudio y la aplicación de la PNL, las personas pueden mejorar sus habilidades de comunicación, aumentar su confianza y, en última instancia, transformar sus vidas para mejor.

Visión general de la relevancia de la PNL para la comunicación eficaz

Al analizar la relevancia de la PNL para la comunicación eficaz, resulta evidente que la PNL ofrece un conjunto de herramientas único que puede mejorar significativamente la capacidad de conectar con los demás. Al perfeccionar las sutiles señales presentes en la comunicación verbal y no verbal, las personas pueden desarrollar una comprensión más profunda de las perspectivas y emociones de los demás. Esta mayor conciencia permite establecer una relación más sólida y la capacidad de influir positivamente en los demás. Las técnicas de calibración, anclaje y reencuadre, ampliamente tratadas en PNL, proporcionan formas prácticas de sortear las barreras de la comunicación y lograr una mayor claridad y persuasión en las interacciones. Mediante ejemplos de la vida real y estudios de casos, se demuestra la eficacia de la PNL en diversos contextos, como el liderazgo, la educación, la terapia y las relaciones personales. En última instancia, el dominio de las técnicas de PNL no sólo conduce a la mejora de las habilidades comunicativas, sino que también anima a las personas a reflexionar sobre su estilo y enfoque de comunicación, fomentando interacciones más conscientes y eficaces.

Objetivos del ensayo de investigación

Además, los objetivos del ensayo de investigación profundizan en las aplicaciones prácticas de las técnicas de PNL para mejorar la comunicación. Examinando conceptos como calibración, anclaje y reencuadre, la investigación pretende demostrar cómo pueden utilizarse estas herramientas para decodificar e interpretar eficazmente las señales verbales y no verbales. Mediante estudios de casos y ejemplos que muestran la aplicación con éxito de la PNL en diversos campos, la investigación pretende destacar el impacto potencial de la PNL en la mejora de las relaciones interpersonales y la consecución de los resultados deseados. Al desvelar los principios subyacentes de la PNL e ilustrar sus implicaciones en el mundo real, el ensayo de investigación pretende proporcionar una comprensión global de cómo la PNL puede ser una herramienta poderosa para mejorar las habilidades de comunicación y fomentar conexiones significativas. En última instancia, el ensayo de investigación pretende capacitar a los lectores para que reflexionen sobre sus propias prácticas de comunicación y adopten estrategias de PNL para desenvolverse en interacciones sociales complejas con confianza y eficacia.

II. DESARROLLO HISTÓRICO DE LA PNL

Un aspecto esencial para comprender la PNL es rastrear su desarrollo histórico. Un momento crucial en la evolución de la PNL fue la colaboración entre Richard Bandler y John Grinder en la década de 1970. Inspirándose en el trabajo de terapeutas de renombre como Fritz Perls y Virginia Satir, Bandler y Grinder trataron de descubrir los patrones de comunicación y comportamiento que conducen a resultados satisfactorios en terapia. A través de su estudio y modelado de estos individuos, desarrollaron los principios fundacionales de la PNL, haciendo hincapié en la conexión entre el lenguaje, el comportamiento y la experiencia subjetiva. Este enfoque supuso un cambio de paradigma en el campo de la psicología, ya que ofrecía un marco sistemático para comprender y mejorar la comunicación. A medida que la PNL siguió evolucionando, se perfeccionaron y ampliaron diversas técnicas y conceptos, consolidando su reputación como poderosa herramienta para el crecimiento personal y profesional.

Orígenes y fundadores de la PNL

Cuando la PNL ganó popularidad en la década de 1970, sus orígenes se remontan a los esfuerzos de colaboración de Richard Bandler y John Grinder. Bandler, informático, y Grinder, profesor de lingüística, fusionaron sus conocimientos para crear un modelo de comportamiento humano que revolucionaría el campo de la comunicación. Inspirándose en terapeutas de renombre como Fritz Perls y Virginia Satir, los fundadores se centraron en el estudio de patrones de comportamiento exitosos para comprender cómo los individuos pueden alcanzar sus objetivos mediante una comunicación eficaz. Analizando el lenguaje, las creencias y los patrones de comportamiento de comunicadores excepcionales, Bandler y Grinder formularon los principios fundamentales de la PNL. Su enfoque innovador hizo hincapié en el poder del lenguaje y la percepción para moldear nuestra realidad, allanando el camino para una nueva comprensión de la comunicación y el comportamiento humanos. Con su trabajo pionero, Bandler y Grinder sentaron las bases de una metodología transformadora que sigue capacitando a las personas para mejorar sus habilidades de comunicación y lograr el crecimiento personal.

Evolución de la PNL a lo largo de las décadas

A lo largo de las décadas, la PNL ha experimentado una importante evolución, adaptándose a los cambiantes estilos de comunicación y a los avances tecnológicos. Desarrollada inicialmente en los años 70, la PNL se basó en principios de la psicología, la lingüística y la informática para crear un sistema de comprensión e influencia sobre el comportamiento humano a través del lenguaje. A medida que avanzaba la investigación en ciencia cognitiva y teoría de la comunicación, las técnicas de PNL evolucionaron para abarcar una gama más amplia de aplicaciones, desde la terapia y el coaching hasta las ventas y el liderazgo. La integración de la Inteligencia Artificial (IA) y el aprendizaje automático en los últimos años ha ampliado aún más las posibilidades de la PNL, permitiendo un análisis más sofisticado de los patrones del lenguaje y la dinámica de la comunicación. Esta progresión ha llevado al desarrollo de herramientas y algoritmos especializados que pueden ayudar a las personas a interpretar y responder a las señales verbales y no verbales con mayor eficacia, mejorando en última instancia sus habilidades de comunicación en diversos contextos.

Hitos clave en la investigación de la PNL

Uno de los hitos clave en la investigación de la PNL se remonta al trabajo de Richard Bandler y John Grinder en la década de 1970. Su colaboración condujo al desarrollo de la PNL como metodología práctica para comprender y modelar el comportamiento humano. Mediante el análisis de terapeutas de éxito como Virginia Satir y Milton Erickson, Bandler y Grinder identificaron patrones de lenguaje, comportamiento y pensamiento que podían aprovecharse para el crecimiento personal y la mejora de la comunicación. Esta investigación pionera sentó las bases de técnicas clave de la PNL, como el Meta Modelo y el Modelo Milton, que revolucionaron el campo al proporcionar marcos estructurados para analizar e influir en la dinámica de la comunicación. Al identificar estos patrones fundamentales, Bandler y Grinder abrieron nuevas posibilidades para que las personas lograran una mayor autoconciencia y eficacia en sus interacciones con los demás.

III. PRINCIPIOS FUNDAMENTALES DE LA PNL

Otro aspecto crucial de la PNL es la comprensión de sus principios fundamentales. Estos principios sirven de base sobre la que se construyen todas las técnicas de PNL, guiando a los profesionales hacia estrategias de comunicación más eficaces. Un principio clave es el concepto de agudeza sensorial, que subraya la importancia de estar plenamente presente y atento a las señales verbales y no verbales durante las interacciones. Al perfeccionar sus habilidades de agudeza sensorial, las personas pueden calibrar mejor sus respuestas para que coincidan con los estilos de comunicación de los demás, lo que conduce a una mejor compenetración y comprensión. Además, el principio de congruencia subraya la importancia de alinear pensamientos, palabras y acciones para transmitir autenticidad y credibilidad en la comunicación. En general, la comprensión profunda y la aplicación de estos principios fundamentales son esenciales para que los profesionales aprovechen todo el poder de las técnicas de la PNL para mejorar sus habilidades de comunicación y lograr los resultados deseados.

Los presupuestos de la PNL

Al explorar los presupuestos de la PNL, se hace evidente que las creencias fundacionales que sustentan este enfoque de la comunicación son fundamentales para su eficacia. Un presupuesto clave es la idea de que los individuos actúan basándose en su experiencia subjetiva, lo que significa que la percepción da forma a la realidad. Esta comprensión anima a los practicantes de la PNL a abordar la comunicación con empatía y apertura, reconociendo que diferentes perspectivas pueden conducir a diferentes interpretaciones de la misma situación. Otro presupuesto básico es que la comunicación es un proceso bidireccional, lo que subraya la importancia de las señales verbales y no verbales para transmitir mensajes con eficacia. Al reconocer estas presuposiciones e integrarlas en la práctica, las personas pueden mejorar su capacidad para establecer relaciones, construir conexiones significativas e influir positivamente en los demás mediante estrategias de comunicación más matizadas y conscientes. En última instancia, adoptar las presuposiciones de la PNL puede conducir a una comprensión más profunda de la interacción humana y allanar el camino para una comunicación más eficaz en diversos contextos.

El modelo de comunicación según la PNL

Para comprender el modelo de comunicación según la PNL, es crucial reconocer la intrincada interacción entre el lenguaje, la neurología y el comportamiento. La PNL postula que los individuos perciben el mundo a través de sus sentidos, y esta percepción da forma a su representación interna de la realidad. Mediante procesos lingüísticos, como los patrones de lenguaje y las metáforas, los individuos crean significados y comunican sus experiencias. Neurológicamente, este modelo de comunicación sugiere que el cerebro procesa la información basándose en las entradas sensoriales, las filtra y las almacena en consecuencia. El comportamiento, último componente del modelo, abarca cómo actúan los individuos en respuesta a sus percepciones e interpretaciones lingüísticas. Al abordar de forma exhaustiva estos tres elementos, la PNL ofrece un marco único para mejorar la comunicación mediante la identificación de pautas, creencias y comportamientos que pueden obstaculizar las interacciones eficaces. Capacita a las personas para replantear sus perspectivas, alinear su lenguaje con sus intenciones y establecer una buena relación con los demás mediante una mayor conciencia y flexibilidad en las estrategias de comunicación.

El concepto de experiencia subjetiva

Al considerar el concepto de experiencia subjetiva en el ámbito de la PNL, resulta evidente que las percepciones individuales desempeñan un papel crucial en la configuración de la dinámica de la comunicación. La PNL hace hincapié en la importancia de comprender las experiencias subjetivas, ya que cada persona interpreta el mundo de forma única debido a sus experiencias pasadas, creencias y valores. Al reconocer y respetar estas realidades subjetivas, los comunicadores pueden adaptar sus mensajes con mayor eficacia para que resuenen con los demás a un nivel más profundo. Además, técnicas de PNL como el reflejo y el emparejamiento pueden ayudar a salvar la distancia entre distintas experiencias subjetivas, fomentando una mayor empatía y conexión. En esencia, la experiencia subjetiva actúa como una lente a través de la cual los individuos perciben e interpretan el mundo, influyendo en su estilo de comunicación y en sus interacciones con los demás. Al incorporar la comprensión de la experiencia subjetiva a las prácticas de PNL, las personas pueden mejorar su capacidad para comunicarse con autenticidad y construir relaciones significativas basadas en la comprensión y el respeto mutuos.

IV. PNL Y PERCEPCIÓN

Un aspecto significativo de la PNL es su influencia en la percepción. Las técnicas de PNL están diseñadas para mejorar la capacidad del individuo para percibir e interpretar eficazmente las señales verbales y no verbales. Al comprender los matices de la comunicación, las personas pueden establecer una relación más sólida con los demás e influir positivamente en sus interacciones. Mediante prácticas como la calibración, el anclaje y el reencuadre, los individuos pueden afinar su percepción y sus respuestas, lo que conduce a una comunicación más clara y persuasiva. La aplicación de estas técnicas en escenarios de la vida real, como se demuestra en el libro, pone de manifiesto el poder transformador de la PNL para superar las barreras de la comunicación y lograr los resultados deseados. Al perfeccionar sus habilidades perceptivas mediante los principios de la PNL, las personas pueden cultivar un estilo de comunicación más consciente y eficaz, fortaleciendo en última instancia sus relaciones interpersonales y alcanzando el éxito en diversos ámbitos de la vida.

El papel de la agudeza sensorial

Cuando se trata de comprender los matices de una comunicación eficaz, la agudeza sensorial desempeña un papel crucial en la descodificación de los mensajes que recibimos de los demás. Al agudizar nuestra conciencia de las señales sutiles, como el tono de voz, el lenguaje corporal y las expresiones faciales, las personas pueden comprender mejor los pensamientos y las emociones de quienes les rodean. En el contexto de la PNL, la agudeza sensorial sirve de base para crear compenetración, establecer confianza e influir en los resultados positivos de las interacciones. Al prestar atención a las señales sensoriales que se transmiten, los practicantes de la PNL pueden sintonizar con los significados subyacentes tras las palabras y las acciones, lo que conduce a una comunicación más auténtica e impactante. Al perfeccionar las habilidades de agudeza sensorial, las personas pueden mejorar su capacidad de conectar con los demás a un nivel más profundo, fomentando la comprensión y propiciando relaciones más sólidas. En esencia, la agudeza sensorial es una poderosa herramienta de la caja de herramientas de la PNL que puede elevar la comunicación a un nivel más profundo y perspicaz.

Filtros de percepción en PNL

El concepto de filtros de percepción en PNL es esencial para comprender cómo interpretan y procesan la información los individuos en sus interacciones. Estos filtros, que incluyen creencias, valores, experiencias pasadas y estados emocionales, conforman la forma en que las personas perciben el mundo que les rodea e influyen en su estilo de comunicación. Al reconocer y comprender estos filtros, las personas pueden ser más conscientes de sus prejuicios y limitaciones, lo que les permite ajustar sus estrategias de comunicación en consecuencia. La PNL proporciona técnicas para ayudar a las personas a navegar a través de estos filtros, como el metamodelado, que fomenta el cuestionamiento y la puesta en duda de los supuestos, y la agudeza sensorial, que aumenta la conciencia de las señales sutiles. Al gestionar eficazmente estos filtros de percepción, las personas pueden mejorar sus habilidades de comunicación, establecer conexiones más fuertes con los demás y conseguir resultados más significativos en sus relaciones personales y profesionales. En última instancia, dominar la comprensión y manipulación de estos filtros puede conducir a una comunicación más eficaz y exitosa en todos los aspectos de la vida.

Cómo sugiere la PNL que la percepción determina la comunicación

En el ámbito de la PNL, la intrincada relación entre percepción y comunicación es un tema central. La PNL sugiere que nuestras percepciones del mundo que nos rodea influyen significativamente en cómo nos comunicamos con los demás. Al comprender cómo nuestras propias creencias, valores y experiencias pasadas conforman nuestras percepciones, las personas pueden empezar a comprender cómo estos factores influyen en sus interacciones con los demás. Mediante técnicas de PNL como el reflejo, el emparejamiento y el ritmo, los individuos pueden alinear sus estilos de comunicación con los de sus interlocutores, fomentando una mejor comprensión y compenetración. Además, la PNL destaca la importancia de adaptar los propios patrones lingüísticos y las señales no verbales para transmitir mensajes con eficacia y establecer conexiones con los demás. Al centrarse en cómo la percepción determina la comunicación, la PNL ofrece un valioso marco para mejorar las relaciones interpersonales y lograr resultados de comunicación más eficaces.

V. SISTEMAS DE REPRESENTACIÓN

Comprender los sistemas representacionales es crucial en PNL, ya que desempeñan un papel importante en la forma en que las personas procesan la información y se comunican con los demás. Los sistemas representacionales se refieren a las modalidades sensoriales a través de las cuales las personas perciben e interpretan el mundo, incluidos los canales visual (ver), auditivo (oír), cinestésico (sentir), olfativo (oler) y gustativo (degustar). Al reconocer y utilizar estos sistemas, los profesionales de la PNL pueden adaptar su comunicación para que resuene mejor con el modo de procesamiento preferido del receptor. Esta alineación mejora el establecimiento de relaciones, facilita la comprensión y aumenta la eficacia del mensaje transmitido. Mediante técnicas como el emparejamiento y el reflejo, las personas pueden establecer una conexión más profunda alineando sus sistemas de representación con los de sus interlocutores. Al incorporar la conciencia de los sistemas representacionales a sus estrategias de comunicación, las personas pueden mejorar su capacidad de conectar con los demás y conseguir resultados más impactantes en diversos aspectos de su vida.

Sistemas visuales, auditivos y cinestésicos

Dado que la comunicación es un proceso polifacético, comprender la interconexión de los sistemas visual, auditivo y cinestésico es crucial para lograr interacciones interpersonales eficaces. El sistema visual desempeña un papel importante en el procesamiento de las señales no verbales, como las expresiones faciales, el lenguaje corporal y los gestos, proporcionando información valiosa sobre el estado emocional y las intenciones de una persona. En cambio, el sistema auditivo procesa la información verbal, incluidos el tono de voz, el tono y la velocidad del habla, que pueden influir enormemente en el significado y la recepción del mensaje. Además, el sistema cinestésico, que incluye el tacto y los movimientos físicos, contribuye a establecer una buena relación y a crear conexiones mediante una sensación de presencia y compromiso. Al reconocer y utilizar estos sistemas sensoriales en la comunicación, las personas pueden mejorar su capacidad de transmitir e interpretar mensajes con precisión, establecer conexiones más fuertes y, en última instancia, lograr resultados más satisfactorios en sus interacciones. Este enfoque integrado de la comunicación, basado en la comprensión de los sistemas visual, auditivo y cinestésico, capacita a las personas para navegar por dinámicas sociales complejas con mayor habilidad y confianza.

Identificar los sistemas de representación en la comunicación

Un aspecto esencial de la comprensión de la PNL reside en la identificación de los sistemas representacionales en la comunicación. Estos sistemas, que comprenden elementos visuales, auditivos, cinestésicos, olfativos y gustativos, desempeñan un papel crucial en la forma en que los individuos procesan e interpretan la información. Al reconocer y analizar estos sistemas, los comunicadores pueden adaptar sus mensajes para que resuenen con mayor eficacia en los demás. Por ejemplo, una persona de orientación visual puede responder más positivamente a las imágenes vívidas, mientras que una persona de orientación auditiva puede preferir las señales auditivas. Comprender estas preferencias puede conducir a una comunicación más impactante y persuasiva, que permita a los individuos establecer conexiones más fuertes e influir en los resultados. Al perfeccionar la capacidad de identificar y alinearse con los distintos sistemas de representación, los comunicadores pueden mejorar significativamente su eficacia comunicativa en diversos contextos, fomentando en última instancia interacciones más significativas y productivas.

Adaptar los estilos de comunicación a los distintos sistemas

A medida que los individuos navegan por diversos sistemas y contextos, la capacidad de adaptar los estilos de comunicación se vuelve esencial para una interacción eficaz. En el ámbito de la PNL, la comprensión y el ajuste de los patrones de comunicación a los distintos entornos se considera un componente clave para obtener resultados satisfactorios. Al reconocer las preferencias y señales de comunicación únicas dentro de los diversos sistemas, las personas pueden adaptar su enfoque para que resuene de forma más eficaz con los demás. Este proceso adaptativo implica no sólo la articulación verbal, sino también las señales no verbales, el tono de voz y el lenguaje corporal. Mediante la aplicación de técnicas de PNL como el ritmo y la dirección, las personas pueden establecer una buena relación e influir positivamente en los demás. En última instancia, el dominio de la adaptación de los estilos de comunicación a los distintos sistemas permite interacciones más fluidas, una mayor comprensión mutua y mejores conexiones tanto en el ámbito personal como en el profesional.

VI. TÉCNICAS DE CREACIÓN DE RAPPORT EN LA PNL

Uno de los pilares fundamentales de la PNL radica en el arte de establecer relaciones. Al establecer una relación sólida con los demás, las personas pueden crear una base de confianza y conexión que facilite una comunicación eficaz. En el ámbito de la PNL, se han ideado varias técnicas para mejorar la construcción de la compenetración, como el reflejo y el emparejamiento, el ritmo y la dirección, y el establecimiento de la compenetración mediante técnicas lingüísticas como el lenguaje basado en los sentidos y las presuposiciones. Estas técnicas se basan en la idea de que el establecimiento de la compenetración no consiste únicamente en reflejar el lenguaje corporal, sino también en reflejar e igualar los estados cognitivos y emocionales de los demás. Al alinearse con las experiencias internas de los demás, las personas que practican la PNL pueden crear un sentimiento de empatía y comprensión que allana el camino hacia interacciones más significativas y resultados positivos. En esencia, las técnicas de creación de compenetración de la PNL sirven de puerta de entrada a la creación de conexiones auténticas y al fomento de relaciones productivas tanto en el ámbito personal como en el profesional.

El concepto de reflejar y emparejar

Un concepto poderoso de la PNL es la idea de reflejar y emparejar. Esta técnica consiste en imitar sutilmente los comportamientos, patrones de habla y gestos de la persona con la que te estás comunicando para crear una sensación de compenetración y conexión. Mediante la imitación y el emparejamiento, las personas pueden generar confianza y establecer un nivel de comprensión más profundo con los demás. Mediante este proceso, se establece una compenetración inconsciente que permite una comunicación más fluida y eficaz. Esta técnica puede ser especialmente valiosa en situaciones en las que es esencial establecer una relación rápida, como en negociaciones, ventas o sesiones de terapia. En general, reflejar y emparejar puede ser una herramienta poderosa para mejorar la eficacia de la comunicación y fomentar relaciones positivas en diversos contextos. La capacidad de reflejar y emparejar eficazmente puede influir significativamente en la capacidad de influir, persuadir y conectar con los demás a un nivel más profundo.

Técnicas de ritmo y conducción

Utilizando técnicas de ritmo y liderazgo en el contexto de la PNL, las personas pueden establecer una relación eficaz e influir en los demás de forma positiva. El ritmo consiste en reflejar el comportamiento verbal y no verbal de la persona con la que se comunica, creando una sensación de conexión y comprensión. Esta técnica ayuda a generar confianza y a crear un entorno de comunicación armonioso. Una vez establecida la compenetración, puede introducirse el concepto de dirigir, en el que sutiles cambios en el lenguaje o el comportamiento guían la conversación hacia el resultado deseado. Al pasar suavemente del ritmo al liderazgo, las personas pueden influir en los pensamientos, emociones y comportamientos de los demás, fomentando en última instancia un intercambio más productivo e impactante. Mediante la aplicación estratégica de las técnicas de ritmo y liderazgo, las personas pueden mejorar sus habilidades comunicativas, establecer relaciones más sólidas y alcanzar el éxito en diversos ámbitos personales y profesionales.

Entablar relaciones en diferentes contextos

Un aspecto crucial de la PNL reside en la capacidad de establecer una relación eficaz en distintos contextos. Crear compenetración no es un enfoque único; requiere una comprensión profunda de los matices de la comunicación y la dinámica interpersonal. En el ámbito profesional, establecer una buena relación puede mejorar la colaboración, la confianza y el trabajo en equipo entre colegas. Los líderes que dominan el arte de la compenetración pueden inspirar y motivar a los miembros de su equipo para alcanzar objetivos comunes. En las relaciones personales, la compenetración puede fomentar conexiones profundas, empatía y comprensión mutua. Comprender las necesidades y estilos de comunicación únicos de cada persona es clave para establecer una relación sólida que resista los retos y los conflictos. Utilizando técnicas de PNL como el reflejo, el ritmo y el liderazgo, las personas pueden crear conexiones auténticas que sienten las bases de una comunicación eficaz y una influencia positiva en diversos contextos.

VII. METAMODELOS EN LA PNL

Un aspecto clave de la PNL que ha demostrado ser decisivo para mejorar la comunicación es el uso de metamodelos. Estos modelos actúan como marcos que ayudan a las personas a comprender e interpretar mejor el significado que se esconde tras las palabras y los comportamientos de los demás. Al descubrir y abordar la estructura subyacente de los patrones lingüísticos, los metamodelos permiten una comunicación más precisa y la capacidad de obtener información más clara de las conversaciones. Los metamodelos de la PNL proporcionan un enfoque sistemático para identificar y rectificar las distorsiones, generalizaciones y supresiones lingüísticas que pueden obstaculizar una comunicación eficaz. Permiten a los individuos formular preguntas estratégicas para completar la información que falta, cuestionar las suposiciones y ampliar su comprensión del mensaje pretendido por el orador. En general, la incorporación de metamodelos en la PNL dota a los individuos de las herramientas necesarias para descifrar y responder a la comunicación con mayor eficacia, fomentando conexiones más profundas y facilitando interacciones satisfactorias.

Definición y finalidad del Meta-Modelo

Una herramienta fundamental dentro de la PNL es el Metamodelo, que sirve de marco para comprender y cuestionar los patrones lingüísticos que utilizan los individuos. El Meta-Modelo pretende aclarar y ampliar la información presentada en la comunicación, cuestionando suposiciones, generalizaciones y distorsiones. Al identificar y abordar estos elementos lingüísticos, los individuos pueden mejorar la precisión y especificidad de su comunicación, lo que conduce a una mayor claridad y comprensión en las interacciones. La finalidad del Metamodelo es descubrir significados ocultos, aclarar ideas erróneas y facilitar una comunicación más eficaz entre las personas. Mediante su enfoque estructurado del análisis del lenguaje, el Meta-Modelo puede ayudar a las personas a ser más conscientes de los matices de la comunicación y a mejorar su capacidad de expresarse con claridad y precisión. En general, el Meta-Modelo sirve como una poderosa herramienta para mejorar las habilidades comunicativas y fomentar conexiones más profundas con los demás en diversos contextos.

Técnicas para aclarar y concretar la comunicación

Un aspecto integral de la PNL es la utilización de técnicas que pretenden aclarar y especificar la comunicación para mejorar la comprensión y facilitar una interacción eficaz. Al perfeccionar conceptos clave como la calibración, el anclaje y el reencuadre, las personas pueden aprender a decodificar las señales y los matices sutiles de la comunicación, lo que permite una comprensión más precisa de los mensajes que se pretenden transmitir. Mediante la práctica de estas técnicas, las personas pueden salvar la distancia entre la comunicación verbal y la no verbal, estableciendo una relación y una conexión más fuertes con los demás. Además, al emplear estas herramientas, los individuos pueden perfeccionar sus propios estilos de comunicación, adaptarse a diferentes contextos y, en última instancia, alcanzar sus objetivos comunicativos. Las técnicas de PNL no sólo capacitan a las personas para descifrar mensajes complejos, sino que también fomentan la autorreflexión y un enfoque más intencionado de las interacciones interpersonales, lo que las convierte en recursos inestimables para quienes buscan mejorar sus habilidades comunicativas y cultivar relaciones significativas.

Aplicaciones prácticas del Meta-Modelo

Las aplicaciones prácticas del Metamodelo dentro de la PNL ofrecen herramientas inestimables para mejorar la eficacia de la comunicación. Utilizando técnicas como la calibración, el anclaje y el reencuadre, las personas pueden decodificar la estructura subyacente del lenguaje y descubrir significados ocultos en las conversaciones. Para los profesionales, esto significa ser capaces de establecer una relación rápida, identificar y responder a las necesidades de los clientes con mayor eficacia e influir positivamente en los resultados. En las relaciones personales, estas herramientas pueden ayudar a fomentar un mejor entendimiento, resolver conflictos y cultivar conexiones más profundas. A través de casos prácticos y ejemplos de la vida real, se pone de manifiesto cómo las técnicas de PNL pueden adaptarse a diversos contextos para superar las barreras de la comunicación y lograr los resultados deseados. Al integrar el Meta-Modelo en las interacciones cotidianas, las personas pueden elevar sus habilidades comunicativas y crear relaciones más significativas e impactantes.

VIII. EL MODELO MILTON

El Modelo Milton, un componente clave de la PNL , es un poderoso modelo de lenguaje desarrollado por el Dr. Milton Erickson. Este modelo pretende inducir estados de trance de atención focalizada y eludir las facultades críticas para acceder a la mente inconsciente. Mediante la utilización de estructuras lingüísticas como las órdenes incrustadas, el marcado analógico y las presuposiciones, el Modelo Milton permite a los comunicadores influir en los demás de forma sutil y eficaz. Esta técnica es especialmente útil en contextos terapéuticos, sesiones de coaching y escenarios de negociación, en los que es crucial crear compenetración e influir en el comportamiento. Mediante el uso de un lenguaje impreciso y la narración de historias, el Modelo Milton promueve una comunicación abierta que anima a los oyentes a rellenar los huecos con sus propias interpretaciones, lo que conduce a una mayor implicación y receptividad a las sugerencias. En general, dominar el Modelo Milton puede mejorar significativamente la capacidad de comunicarse de forma persuasiva y establecer conexiones más significativas con los demás.

Comprender el modelo Milton

En el ámbito de la PNL, el Modelo Milton destaca como herramienta fundamental para mejorar la eficacia de la comunicación. Desarrollado por el renombrado hipnoterapeuta Milton H. Erickson, este modelo se centra en los patrones y técnicas del lenguaje que pueden influir sutilmente en la mente inconsciente de las personas. Al comprender la estructura del lenguaje y su impacto en el subconsciente, los profesionales del Modelo Milton pueden establecer rapport, crear resultados positivos e inducir estados de trance con fines terapéuticos. Mediante la utilización de patrones lingüísticos como las presuposiciones, las órdenes implícitas y el lenguaje ambiguo, los comunicadores pueden eludir la resistencia consciente y facilitar conexiones más profundas con los demás. El Modelo Milton no sólo proporciona un marco para una comunicación más impactante, sino que también ofrece perspectivas sobre el comportamiento y los procesos de pensamiento humanos, lo que lo convierte en un activo valioso para quienes buscan mejorar sus habilidades interpersonales e influir eficazmente en los demás.

Técnicas de comunicación influyente y persuasiva

A medida que las personas se esfuerzan por mejorar sus habilidades de comunicación, es crucial profundizar en las técnicas que realmente pueden influir en los demás. Una de esas técnicas es el arte de la calibración, que consiste en observar e interpretar agudamente las señales verbales y no verbales para comprender mejor a la persona con la que te estás comunicando. Esto permite un enfoque más personalizado y adaptado, que conduce a interacciones más eficaces. Además, el anclaje sirve como poderosa herramienta en la comunicación persuasiva al asociar determinadas emociones o sentimientos con estímulos específicos, influyendo así en la respuesta del individuo. Además, el reencuadre proporciona una perspectiva única de las situaciones, permitiendo a las personas cambiar su mentalidad y abordar los retos desde un ángulo diferente. Al dominar estas técnicas, las personas no sólo pueden mejorar sus habilidades de comunicación, sino también ser más influyentes y persuasivas en sus interacciones, lo que en última instancia conduce a un mayor éxito en diversos aspectos de la vida.

Diferencias entre el Metamodelo y el Modelo Milton

Un aspecto fundamental de la PNL es la comprensión de las diferencias entre el Meta-Modelo y el Modelo Milton. El Metamodelo se centra en cuestionar y aclarar el lenguaje del cliente, con el objetivo de descubrir creencias o suposiciones ocultas. Se trata de un enfoque más directo y estructurado, que suele utilizarse para tomar conciencia de las distorsiones, generalizaciones y supresiones en la comunicación. Por otra parte, el Modelo Milton, que debe su nombre al célebre psicoterapeuta Milton Erickson, adopta un enfoque más indirecto y permisivo. Este modelo está diseñado para eludir la resistencia consciente utilizando un lenguaje vago, presuposiciones y órdenes implícitas para acceder a la mente inconsciente del cliente. Mientras que el Metamodelo fomenta la especificidad y la clarificación, el Modelo Milton adopta la ambigüedad y la flexibilidad para facilitar los estados de trance profundo y mejorar la comunicación hipnótica. Comprender los matices de estos dos modelos es crucial para que los profesionales se desenvuelvan con eficacia en diversos contextos de comunicación dentro de la PNL.

IX. TÉCNICAS DE CALIBRACIÓN

Las técnicas de calibración desempeñan un papel crucial en la PNL, ya que ayudan a las personas a desarrollar una mayor conciencia y sensibilidad ante las señales verbales y no verbales de los demás. Al "calibrar" con precisión la fisiología, el tono de voz y el lenguaje corporal de una persona, los practicantes de la PNL pueden establecer una relación más eficaz y adaptar su comunicación a las necesidades de la otra persona. Esta habilidad es especialmente útil para resolver conflictos, generar confianza y fomentar el entendimiento en diversos contextos sociales. Mediante el uso de técnicas de calibración, las personas pueden ajustar su estilo de comunicación a las preferencias y patrones de comunicación de los demás, lo que conduce a interacciones más significativas e impactantes. Al hacer hincapié en la importancia de la calibración, la PNL capacita a las personas para convertirse en comunicadores más perceptivos y mejorar su capacidad de conectar con los demás a un nivel más profundo.

Definición e importancia de la calibración

La calibración, un concepto fundamental de la PNL, desempeña un papel crucial en la comunicación eficaz. Definida como la capacidad de leer e interpretar las señales sutiles de los demás, como los cambios en el tono de voz, el lenguaje corporal y las expresiones faciales, la calibración permite a las personas comprender mejor las emociones, intenciones y actitudes de aquellos con los que interactúan. Al perfeccionar esta habilidad, se puede establecer una buena relación, generar confianza y mejorar la eficacia general de la comunicación. En el contexto de las técnicas de PNL, la calibración es una poderosa herramienta para igualar y reflejar los comportamientos de los demás, lo que mejora la conexión y la influencia. Sin calibración, la comunicación puede malinterpretarse o malentenderse fácilmente, provocando conflictos o barreras en las relaciones. Por tanto, dominar el arte de la calibración es esencial para cualquiera que pretenda navegar por las complejidades de la interacción humana y lograr resultados comunicativos satisfactorios.

Leer e interpretar las señales no verbales

Uno de los aspectos clave de la comunicación eficaz en los que hace hincapié la PNL es la capacidad de leer e interpretar las señales no verbales. La comunicación no verbal desempeña un papel crucial en la transmisión de emociones, intenciones y actitudes, a menudo más que el lenguaje verbal por sí solo. Prestando atención al lenguaje corporal, las expresiones faciales, el tono de voz y otras señales no verbales, las personas pueden comprender mejor los mensajes subyacentes que se comunican. Mediante la práctica de la calibración, los individuos pueden afinar su sensibilidad a estas señales, lo que les permite ajustar su propio estilo de comunicación en consecuencia. Además, dominar la habilidad de interpretar las señales no verbales permite establecer una relación más eficaz, generar confianza y facilitar interacciones más fluidas. En última instancia, incorporar la evaluación y utilización de las señales no verbales a las estrategias de comunicación puede conducir a intercambios interpersonales más matizados y fructíferos.

Ejercicios de calibración para mejorar la comunicación

El proceso de calibración desempeña un papel esencial en la mejora de la eficacia de la comunicación en el ámbito de la PNL. Mediante los ejercicios de calibración, las personas pueden desarrollar una mayor sensibilidad a las señales verbales y no verbales, lo que les permite comprender mejor los pensamientos, las emociones y las intenciones de los demás. Al afinar su capacidad para observar las microexpresiones, los cambios sutiles en el tono de voz y las señales del lenguaje corporal, los practicantes de la PNL pueden ajustar su propio estilo de comunicación para establecer una relación y una conexión más profundas con sus interlocutores. Este nivel de sintonía permite a las personas adaptar sus mensajes para que sean más resonantes, persuasivos e impactantes, lo que conduce a interacciones y resultados más satisfactorios. En última instancia, los ejercicios de calibración son una herramienta fundamental del conjunto de herramientas de la PNL, que capacita a las personas para desenvolverse en dinámicas sociales complejas con mayor facilidad y eficacia.

X. TÉCNICAS DE ANCLAJE

Las técnicas de anclaje de la PNL desempeñan un papel crucial en la configuración de las estrategias de comunicación. Al crear asociaciones entre estímulos específicos y estados emocionales deseados, los individuos pueden influir eficazmente en sus propias respuestas y en las de los demás en diversas situaciones. El anclaje implica el emparejamiento intencionado de una experiencia sensorial concreta con un estado emocional o mental específico, lo que permite a las personas acceder a los sentimientos o comportamientos deseados y mantenerlos cuando sea necesario. Mediante el uso de anclajes, las personas pueden activar experiencias positivas pasadas para aumentar la confianza, la motivación o la resiliencia en circunstancias difíciles. Además, los anclajes pueden utilizarse estratégicamente para cambiar patrones improductivos de pensamiento o comportamiento hacia resultados más constructivos. El poder del anclaje reside en su capacidad para acceder a la mente subconsciente y aprovechar la conexión entre estímulos y respuestas emocionales, lo que en última instancia conduce a una mayor eficacia comunicativa y crecimiento personal.

Concepto de anclaje en PNL

Un concepto importante de la PNL es la idea del anclaje, una poderosa herramienta que puede utilizarse para gestionar las emociones e influir en el comportamiento. El anclaje implica asociar un desencadenante específico -como un toque, un gesto o una palabra- con un estado emocional o una respuesta concretos. Al crear y anclar conscientemente estados emocionales positivos, las personas pueden acceder a estos estados llenos de recursos siempre que lo necesiten, mejorando en última instancia la comunicación y los procesos de toma de decisiones. Por ejemplo, un líder podría anclar la confianza antes de una presentación de gran presión, o una persona podría anclar la calma antes de una conversación difícil. Comprender cómo funciona el anclaje y cómo aplicarlo eficazmente puede influir mucho en la capacidad de conectar con los demás y conseguir los resultados deseados. Al incorporar técnicas de anclaje a las interacciones cotidianas, las personas pueden estar más en sintonía con sus propias emociones y ser más hábiles para influir en las emociones de los demás, lo que conduce a una comunicación y unas relaciones interpersonales más satisfactorias.

Tipos de anclajes y sus usos

El anclaje es una poderosa técnica de PNL que consiste en asociar un estado mental concreto a un desencadenante o estímulo específico. Hay varios tipos de anclajes que pueden utilizarse en distintas situaciones para provocar las respuestas deseadas. Por ejemplo, un ancla visual puede ser un gesto o una imagen concretos que ayuden a provocar un sentimiento o una emoción determinados. Las anclas auditivas, por su parte, implican utilizar un sonido o tono específico para evocar un determinado estado. Las anclas cinestésicas se dirigen al sentido del tacto y pueden ser un toque en el hombro o un apretón de manos que desencadene una respuesta específica. Estas anclas pueden utilizarse para ayudar a las personas a acceder a estados de recursos, superar creencias limitadoras o cambiar comportamientos improductivos. Empleando estratégicamente distintos tipos de anclas, las personas pueden mejorar sus habilidades de comunicación, establecer una buena relación con los demás y, en última instancia, conseguir los resultados deseados en distintos escenarios.

Establecer y utilizar eficazmente los anclajes

Un aspecto fundamental de la PNL que contribuye significativamente a la comunicación eficaz es el establecimiento y la utilización de anclajes. Los anclajes son estímulos que provocan respuestas emocionales o fisiológicas específicas, creando poderosas asociaciones en la mente. Al anclar estados positivos como la confianza, la motivación o la relajación a desencadenantes específicos, las personas pueden acceder a estos estados a voluntad durante los actos de comunicación, potenciando su presencia e impacto. Los anclajes pueden ser físicos, como una caricia o un gesto, o auditivos, como una palabra o un tono, lo que proporciona un conjunto de herramientas versátiles para establecer una buena relación e influir en los resultados. Entender cómo crear, establecer y disparar anclas estratégicamente permite a los comunicadores navegar por interacciones difíciles con delicadeza, potenciar sus habilidades persuasivas y fomentar conexiones más profundas con los demás. Al dominar el arte del anclaje, las personas pueden dar forma a su dinámica de comunicación y elevar su eficacia en diversos contextos personales y profesionales, lo que en última instancia conduce a un mayor éxito y realización.

XI. EL REENCUADRE EN LA COMUNICACIÓN

El poder de la PNL reside en su capacidad para replantear la comunicación, permitiendo a las personas cambiar de perspectiva y encontrar un nuevo significado en las interacciones. Al replantear, los comunicadores pueden transformar las creencias limitadoras o las situaciones negativas en oportunidades de crecimiento y comprensión. Esta técnica no sólo aumenta la claridad en la comunicación, sino que también fomenta la empatía y la conexión con los demás. Mediante el proceso de replanteamiento, las personas pueden liberarse de los patrones de pensamiento habituales y abrirse a nuevas posibilidades y soluciones. En el ámbito profesional, el reencuadre puede ayudar a los líderes a inspirar a sus equipos y a afrontar situaciones difíciles con resiliencia y creatividad. En las relaciones personales, el reencuadre puede profundizar la comprensión y fomentar la confianza, al permitir a las personas ver las situaciones desde múltiples ángulos. En última instancia, dominar el arte del reencuadre en la comunicación capacita a las personas para cultivar relaciones más significativas e impactantes en todos los ámbitos de la vida.

Definición y tipos de reencuadre

En el ámbito de la PNL, el reencuadre es una poderosa herramienta que consiste en cambiar la perspectiva o el contexto de una situación para alterar su significado e impacto. Esta técnica es una piedra angular de la comunicación eficaz, ya que permite a las personas cambiar su percepción y su punto de vista, lo que conduce a nuevas percepciones y posibilidades. Hay varios tipos de reencuadre que pueden utilizarse en distintos contextos. El reencuadre cognitivo implica cambiar la forma de pensar sobre una situación para crear una interpretación más positiva o fortalecedora. El reencuadre emocional se centra en alterar la respuesta emocional a un acontecimiento concreto cambiando el significado emocional que se le atribuye. El replanteamiento conductual implica cambiar las acciones o conductas asociadas a una situación para conseguir un resultado diferente. Al comprender y utilizar estos distintos tipos de replanteamiento, las personas pueden mejorar sus habilidades de comunicación, resolver conflictos y fomentar mejores relaciones tanto personales como profesionales.

Técnicas de reencuadre cognitivo y contextual

A medida que las personas se esfuerzan por mejorar sus habilidades de comunicación mediante la PNL, las técnicas de replanteamiento cognitivo y contextual surgen como poderosas herramientas para transformar las perspectivas y fomentar un mejor entendimiento. Mediante el reencuadre cognitivo, las personas pueden cuestionar y cambiar creencias limitantes o patrones de pensamiento negativos que pueden obstaculizar una comunicación eficaz. Este proceso implica cambiar conscientemente la mentalidad para crear nuevas interpretaciones de las situaciones y permitir resultados más positivos. El replanteamiento del contexto, por otra parte, implica ver una situación desde distintos ángulos o contextos para comprender mejor la dinámica subyacente. Aprovechando estas técnicas, las personas pueden navegar por escenarios de comunicación complejos con mayor claridad y empatía, lo que conduce a conexiones más significativas e interacciones más productivas. Mediante la práctica y la aplicación, el replanteamiento cognitivo y contextual puede capacitar a las personas para comunicarse con autenticidad, establecer relaciones más sólidas y alcanzar sus objetivos de comunicación con mayor confianza y eficacia.

Impacto del reencuadre en las interacciones interpersonales

El impacto del replanteamiento en las interacciones interpersonales es un aspecto crucial de la PNL que puede mejorar significativamente la dinámica de la comunicación. Al replantear una situación o un problema, las personas pueden cambiar su perspectiva y ver las cosas desde un ángulo diferente, lo que conduce a interacciones más eficaces y positivas. Esta técnica permite a las personas liberarse de creencias limitantes o patrones negativos, abriendo nuevas posibilidades de comprensión y conexión. En las relaciones interpersonales, el reencuadre puede ayudar a resolver conflictos, fomentar la empatía y promover el respeto mutuo. Practicando el reencuadre, las personas pueden afrontar las conversaciones difíciles con más facilidad y gracia, mejorando en última instancia la calidad de sus relaciones. A través de la lente de la PNL, el reencuadre se convierte en una poderosa herramienta para transformar las barreras de la comunicación en oportunidades de crecimiento y conexión.

XII. ESTRATEGIAS PARA LA RESOLUCIÓN DE CONFLICTOS

En la exploración de la PNL, las estrategias para la resolución de conflictos desempeñan un papel crucial en la mejora de la comunicación eficaz. La PNL ofrece una variedad de herramientas que pueden aplicarse para navegar y resolver conflictos tanto en el ámbito personal como en el profesional. Utilizando técnicas como el reencuadre, las personas pueden replantear la forma en que perciben los conflictos, lo que conduce a resultados más constructivos. Además, el concepto de calibración permite a los individuos comprender mejor las motivaciones y emociones subyacentes de los demás implicados en el conflicto, lo que permite un enfoque más empático y matizado de la resolución. Las técnicas de PNL también hacen hincapié en la creación de compenetración y confianza, que son esenciales para fomentar la comunicación abierta y encontrar un terreno común durante los conflictos. Aprendiendo y aplicando estas estrategias de resolución de conflictos, las personas no sólo pueden mejorar sus habilidades de comunicación, sino también cultivar relaciones más sanas y productivas en todos los ámbitos de su vida.

Enfoques de la PNL para gestionar conflictos

En el ámbito de la gestión de conflictos, los enfoques de la PNL ofrecen herramientas valiosas para navegar por situaciones difíciles con empatía y comprensión. Mediante técnicas como el reflejo y el ritmo, las personas pueden establecer una relación y crear una sensación de conexión que allane el camino para un diálogo constructivo. Mediante el proceso de replanteamiento, las partes en conflicto pueden cambiar sus perspectivas y encontrar puntos en común, lo que conduce a resultados más beneficiosos para ambas partes. Además, el uso de patrones de lenguaje y agudeza sensorial puede ayudar a las personas a interpretar mejor las emociones y motivaciones subyacentes que impulsan el conflicto, permitiéndoles responder con mayor sensibilidad y perspicacia. Al incorporar estrategias de PNL a los esfuerzos de resolución de conflictos, las personas pueden cultivar un entorno más armonioso y productivo en el que las diferencias se acepten como oportunidades de crecimiento y comprensión. Estos enfoques no sólo capacitan a las personas para gestionar los conflictos con mayor eficacia, sino que también fomentan conexiones más profundas y fortalecen las relaciones en el proceso.

Papel de los patrones lingüísticos en la resolución de conflictos

Los patrones lingüísticos desempeñan un papel crucial en la resolución de conflictos, ya que pueden agravar o desescalar situaciones tensas. Al comprender los matices de la comunicación, las personas pueden navegar por los conflictos con mayor eficacia y alcanzar resultados mutuamente beneficiosos. Mediante la PNL, los profesionales pueden aprender a identificar y modificar los patrones lingüísticos que pueden contribuir a los malentendidos o a intensificar las emociones. Se pueden utilizar técnicas como el reflejo, el ritmo y la dirección para establecer una buena relación y fomentar la empatía, creando un entorno propicio para la resolución de conflictos. Además, replantear los patrones de lenguaje negativos en otros más positivos y constructivos puede cambiar las perspectivas y abrir nuevas posibilidades de resolución. En última instancia, dominar los patrones lingüísticos en la resolución de conflictos permite a las personas comunicarse con mayor eficacia, generar confianza y encontrar un terreno común incluso en las situaciones más difíciles.

Casos prácticos de resolución de conflictos con éxito utilizando la PNL

Un estudio de caso convincente en el ámbito de la resolución de conflictos con éxito mediante el uso de la PNL se refiere a un equipo de profesionales de ventas que se enfrentaba a un importante conflicto interpersonal. Aplicando técnicas de PNL como el reflejo y el emparejamiento, el líder del equipo fue capaz de crear compenetración y establecer un sentimiento de confianza entre los miembros del equipo. Mediante una comunicación eficaz y el uso de patrones lingüísticos, el líder facilitó el diálogo abierto y fomentó un enfoque colaborativo para resolver las diferencias. Además, empleando técnicas de anclaje para evocar emociones positivas y replantear las percepciones negativas, el equipo superó con éxito los puntos de vista conflictivos y llegó a una solución mutuamente beneficiosa. Este estudio de caso ejemplifica cómo la PNL puede ser una herramienta poderosa para mediar en los conflictos y fomentar las relaciones armoniosas en entornos profesionales, lo que, en última instancia, mejora la dinámica de equipo y la productividad.

XIII. PNL EN LA COMUNICACIÓN DEL LIDERAZGO

La PNL ofrece valiosas herramientas que pueden transformar a mejor la comunicación en el liderazgo. Al profundizar en conceptos como la calibración, el anclaje y el reencuadre, las personas pueden desarrollar una comprensión más profunda de cómo conectar con los demás de forma eficaz. A través de estudios de casos y ejemplos prácticos, se hace evidente cómo pueden aplicarse estas técnicas en escenarios del mundo real para mejorar la compenetración y la influencia. Los líderes que adoptan los principios de la PNL pueden mejorar su capacidad para navegar por dinámicas interpersonales complejas, comunicarse con claridad e inspirar a los demás hacia un objetivo común. La aplicación de la PNL en la comunicación de los líderes no sólo fomenta un mejor entendimiento, sino que también allana el camino a interacciones más impactantes que producen resultados positivos. Al incorporar estrategias de PNL a su repertorio de comunicación, los líderes pueden crear un entorno más propicio y atractivo en el que su mensaje resuene con los demás a un nivel más profundo.

Mejorar las habilidades de liderazgo mediante la PNL

La PNL ofrece una valiosa herramienta para las personas que desean mejorar sus habilidades de liderazgo mediante técnicas de comunicación mejoradas. Al comprender cómo pueden aplicarse los principios de la PNL en diversas situaciones, los líderes pueden desarrollar una visión más profunda de las señales verbales y no verbales, lo que les permite establecer conexiones más sólidas con sus equipos. Técnicas como la calibración pueden ayudar a los líderes a comprender mejor las emociones y motivaciones de los miembros de su equipo, lo que conduce a una toma de decisiones y una resolución de conflictos más eficaces. Las técnicas de anclaje pueden utilizarse para crear asociaciones positivas con determinados comportamientos o resultados, lo que permite a los líderes inspirar y motivar a sus equipos. Además, las técnicas de replanteamiento pueden ayudar a los líderes a cambiar de perspectiva y encontrar soluciones más eficaces a los retos. Al incorporar las estrategias de la PNL a su enfoque del liderazgo, los individuos pueden mejorar su capacidad de influir, motivar y dirigir a los demás hacia el éxito.

Técnicas de PNL para la gestión eficaz de equipos

En el ámbito de la gestión eficaz de equipos, las técnicas de PNL ofrecen un valioso conjunto de herramientas para mejorar la dinámica de comunicación dentro de un grupo. Aprovechando los principios de la PNL, como la creación de relaciones, el reflejo y la escucha activa, los jefes de equipo pueden establecer conexiones sólidas con los miembros del equipo y fomentar un entorno de colaboración. Mediante la práctica de la calibración, los líderes pueden sintonizar con las señales no verbales y el lenguaje corporal de los miembros del equipo para comprender mejor sus perspectivas y emociones. Pueden emplearse técnicas de anclaje para asociar sentimientos positivos con tareas específicas o logros del equipo, motivando a los miembros del equipo a sobresalir en sus responsabilidades. Además, la capacidad de replantear los retos como oportunidades de crecimiento y aprendizaje puede ayudar a los equipos a superar conflictos y contratiempos con resiliencia y una mentalidad orientada a las soluciones. En general, la integración de técnicas de PNL en las prácticas de gestión de equipos puede mejorar la comunicación, la cohesión y la productividad dentro de la dinámica del equipo.

Ejemplos de casos de PNL en el liderazgo

Al explorar ejemplos de casos de PNL en el liderazgo, se hace evidente cómo estas técnicas pueden ser transformadoras a la hora de capacitar a las personas para convertirse en comunicadores más eficaces e influyentes. Los líderes que han aplicado con éxito los principios de la PNL han sido capaces de establecer conexiones más fuertes con sus equipos, inspirar confianza y motivación, y navegar por dinámicas interpersonales complejas con claridad y empatía. Por ejemplo, un estudio que muestra a un director general utilizando técnicas de anclaje para infundir confianza en su equipo antes de una presentación crucial demuestra el poder de la PNL para fomentar un entorno de trabajo de apoyo y alto funcionamiento. Aplicando estrategias de replanteamiento, los líderes pueden cambiar las perspectivas y resolver los conflictos de forma más constructiva, lo que conduce a unas relaciones más armoniosas y a un aumento de la productividad. Estos estudios de casos subrayan la aplicabilidad práctica de las herramientas de la PNL en contextos de liderazgo del mundo real, destacando su potencial para mejorar la comunicación, impulsar el éxito y fomentar una cultura organizativa positiva.

XIV. PNL EN VENTAS Y MARKETING

En el ámbito de las ventas y el marketing, la PNL ofrece un potente conjunto de herramientas para los profesionales que buscan mejorar sus estrategias de comunicación. Al comprender las complejidades de los patrones lingüísticos, las señales conductuales y la influencia de las emociones en la toma de decisiones, los profesionales de la PNL pueden adaptar su enfoque para que resuene mejor con los clientes potenciales. Técnicas como el reflejo y el emparejamiento pueden ayudar a establecer una buena relación y confianza, mientras que el reencuadre permite presentar los productos o servicios de forma más convincente. La capacidad de calibrar y anclar respuestas específicas también puede ayudar a persuadir a las personas para que realicen las acciones deseadas. En última instancia, la integración de la PNL en las prácticas de ventas y marketing puede conducir a una comunicación más eficaz, mayores conversiones de ventas y relaciones más sólidas con los clientes. Aprovechando los principios de la PNL, los profesionales pueden elevar sus estrategias y lograr un mayor éxito en el competitivo panorama del mercado.

Aplicación de la PNL en la comunicación persuasiva

La aplicación de la PNL a la comunicación persuasiva implica aprovechar las técnicas clave para influir y persuadir a los demás con eficacia. Utilizando técnicas como la calibración, el anclaje y el reencuadre, los individuos pueden elaborar mensajes convincentes que resuenen en su audiencia y evoquen las respuestas deseadas. Mediante la PNL, los comunicadores pueden comprender mejor las motivaciones y creencias subyacentes de su público, lo que les permite adaptar sus mensajes para lograr el máximo impacto. Al perfeccionar sus habilidades con la PNL, las personas pueden establecer una buena relación, crear credibilidad y, en última instancia, persuadir a los demás para que se alineen con sus puntos de vista o lleven a cabo las acciones deseadas. Los estudios de casos y los ejemplos prácticos muestran cómo la PNL puede ser una herramienta poderosa para superar las barreras de la comunicación y lograr resultados persuasivos en diversas situaciones. Al incorporar las técnicas de la PNL a sus estrategias de comunicación, las personas pueden mejorar su capacidad para influir positivamente en los demás y lograr sus objetivos de comunicación con eficacia.

Técnicas para establecer una buena relación con el cliente

A medida que las personas intentan mejorar sus habilidades de comunicación y establecer mejores conexiones con los demás, resulta fundamental dominar las técnicas para crear una buena relación con el cliente. Un método eficaz consiste en imitar e igualar, imitando sutilmente el lenguaje corporal, el tono de voz y el ritmo del cliente para establecer una sensación de familiaridad y confianza. Esta técnica puede ayudar a crear una interacción armoniosa y facilitar una comunicación más fluida. Además, la escucha activa desempeña un papel crucial en el establecimiento de una buena relación, al demostrar un interés genuino por las perspectivas y preocupaciones del cliente. Escuchando atentamente y haciendo preguntas de seguimiento pertinentes, se puede mostrar empatía y comprensión, allanando el camino para una conexión más profunda. En última instancia, al incorporar estas técnicas a su repertorio de comunicación, las personas pueden fomentar relaciones sólidas con los clientes, lo que conduce a una mayor lealtad, satisfacción y, en última instancia, éxito empresarial.

Casos prácticos de éxito de ventas con PNL

Al examinar la aplicación de la PNL en el éxito de ventas, varios estudios de casos ponen de relieve la eficacia de las técnicas de PNL para mejorar la comunicación e influir en los resultados. Estos estudios de casos proporcionan información valiosa sobre cómo las personas pueden aprovechar las herramientas de la PNL, como el reflejo, el ritmo y el liderazgo, para establecer una buena relación con los clientes, comprender sus necesidades y guiarles hacia una decisión de compra. Analizando ejemplos reales de interacciones de ventas con éxito, los investigadores pueden identificar patrones y estrategias que contribuyen a cerrar tratos y a establecer relaciones duraderas con los clientes. Estos estudios demuestran el poder de la PNL para mejorar el rendimiento de las ventas, aumentar la confianza y crear un impacto positivo en la cuenta de resultados. En general, la integración de los principios de la PNL en entornos de ventas ofrece un enfoque único de la comunicación que puede impulsar el éxito y lograr los resultados deseados en un mercado competitivo.

XV. PNL EN ENTORNOS EDUCATIVOS

En entornos educativos, la PNL ofrece un enfoque único para mejorar la comunicación entre educadores y alumnos. Al comprender el poder de los patrones lingüísticos, los sistemas sensoriales y las creencias, los educadores pueden adaptar sus métodos de enseñanza a los distintos estilos de aprendizaje e implicar a los alumnos de forma más eficaz. Técnicas de PNL como el modelado de conductas exitosas, el establecimiento de objetivos claros y la creación de anclajes motivacionales pueden capacitar a los alumnos para superar los retos del aprendizaje y alcanzar su potencial académico. Además, los educadores pueden utilizar la PNL para cultivar un entorno de aprendizaje positivo, mejorar la gestión de las aulas y fomentar relaciones sólidas con los alumnos basadas en la confianza y la compenetración. Al integrar la PNL en los entornos educativos, los profesores no sólo pueden mejorar sus propias habilidades comunicativas, sino también capacitar a los alumnos para que sean más conscientes de sí mismos, confíen en sí mismos y aprendan con éxito. Mediante la aplicación de los principios de la PNL, los educadores pueden crear una experiencia de aprendizaje transformadora que fomente el crecimiento, el desarrollo y la excelencia académica.

Papel de la PNL en la enseñanza y el aprendizaje

Al incorporar la PNL a las prácticas de enseñanza y aprendizaje, los educadores pueden influir profundamente en el modo en que los alumnos absorben la información y se comprometen con el material. Las técnicas de PNL pueden ayudar a los profesores a comprender mejor los estilos de aprendizaje, las preferencias y las motivaciones de sus alumnos, permitiéndoles adaptar su enfoque para satisfacer las necesidades individuales. Mediante estrategias de comunicación eficaces, como marcar el ritmo y dirigir, los profesores pueden establecer una buena relación con los alumnos, creando un entorno de aprendizaje propicio. Además, las herramientas de la PNL, como el anclaje, pueden utilizarse para mejorar la retención de la memoria y aumentar la motivación de los alumnos. Al incorporar los principios de la PNL a la planificación de las clases y la gestión del aula, los educadores pueden fomentar una experiencia de aprendizaje más dinámica y atractiva para los alumnos. En última instancia, al aprovechar los principios de la PNL en la enseñanza, los educadores pueden capacitar a los alumnos para que alcancen todo su potencial y logren el éxito académico.

Técnicas de PNL para una enseñanza eficaz

Las técnicas de la PNL ofrecen un sinfín de posibilidades para mejorar la eficacia de la enseñanza. Al incorporar los principios de la PNL a las prácticas educativas, los educadores pueden crear un entorno de aprendizaje más atractivo e impactante para sus alumnos. Técnicas como el reflejo y el emparejamiento pueden ayudar a los profesores a establecer una relación con sus alumnos, fomentando una atmósfera más positiva y productiva en el aula. Además, pueden emplearse técnicas de anclaje para asociar emociones positivas a las tareas de aprendizaje, aumentando la motivación y la retención. Las técnicas de reencuadre también pueden ser valiosas para abordar los retos de los alumnos y fomentar una mentalidad de crecimiento. Al integrar estas técnicas de PNL en su enfoque didáctico, los educadores no sólo pueden mejorar el compromiso y la comprensión de los alumnos, sino también cultivar una experiencia de aprendizaje más solidaria y empoderadora. En general, las técnicas de PNL tienen el potencial de revolucionar el campo de la educación capacitando a los profesores para conectar más eficazmente con sus alumnos y facilitar un aprendizaje y un crecimiento más profundos.

Impacto de la PNL en el compromiso de los estudiantes y en los resultados del aprendizaje

Se ha demostrado que la PNL tiene un impacto significativo en el compromiso de los alumnos y en los resultados del aprendizaje en entornos educativos. Utilizando técnicas de PNL como el modelado, el reencuadre y el establecimiento de relaciones, los educadores pueden crear un entorno de aprendizaje más interactivo y dinámico. Mediante estrategias de comunicación eficaces, los profesores pueden conectar mejor con los alumnos, adaptar la enseñanza a sus necesidades individuales y, en última instancia, mejorar su experiencia general de aprendizaje. Las investigaciones han demostrado que cuando los alumnos se sienten comprometidos y conectados con sus profesores, es más probable que participen activamente en clase, retengan mejor la información y alcancen un mayor éxito académico. De este modo, la PNL no sólo mejora la comunicación entre profesores y alumnos, sino que también tiene un impacto tangible en los resultados del aprendizaje. Al integrar las prácticas de la PNL en los entornos educativos, los educadores pueden fomentar un entorno de aprendizaje más atractivo y eficaz que promueva el éxito y el desarrollo integral de los alumnos.

XVI. PNL EN CONTEXTOS TERAPÉUTICOS

El examen de la aplicación de la PNL en contextos terapéuticos revela un potencial transformador para mejorar la comunicación y fomentar el crecimiento personal. Los terapeutas que utilizan técnicas de PNL pueden guiar eficazmente a los clientes en la comprensión de sus patrones de pensamiento, respuestas emocionales y desencadenantes conductuales, lo que conduce a un mayor autoconocimiento y empoderamiento. Mediante la incorporación de estrategias de PNL, como el replanteamiento de las creencias negativas, el establecimiento de la compenetración mediante técnicas de reflejo y la utilización de patrones lingüísticos para inducir cambios positivos, los terapeutas pueden ayudar a los clientes a superar los problemas de salud mental y lograr los resultados deseados. Los estudios de casos que destacan el éxito de la integración de la PNL en la terapia subrayan su eficacia para promover la curación emocional, facilitar la modificación de la conducta y mejorar el bienestar general. En el ámbito terapéutico, la PNL es una poderosa herramienta para fomentar la resiliencia, el autodescubrimiento y el crecimiento holístico, lo que en última instancia fomenta una conexión más profunda entre los clientes y su yo interior.

Uso de la PNL en el asesoramiento y la terapia

En el ámbito del asesoramiento y la terapia, la integración de la PNL ha demostrado ser muy prometedora para mejorar la eficacia de la comunicación entre terapeutas y clientes. Al incorporar técnicas de PNL como el reflejo, el ritmo y la guía, los asesores pueden establecer una mejor relación con sus clientes, fomentando en última instancia un entorno más confiado y propicio para la terapia. Además, la PNL permite a los terapeutas comprender mejor las creencias subyacentes y los patrones de pensamiento de sus clientes a través de claves lingüísticas, lo que permite una comprensión más profunda e intervenciones a medida. Mediante la aplicación de la PNL en las sesiones de asesoramiento, los terapeutas pueden capacitar a las personas para que superen las creencias limitadoras, reformulen los patrones de pensamiento negativos y logren el crecimiento personal. En general, la utilización de la PNL en el asesoramiento y la terapia ejemplifica un poderoso conjunto de herramientas que puede mejorar significativamente el proceso terapéutico y promover resultados positivos para los clientes que buscan apoyo en salud mental.

Técnicas de comunicación terapéutica

Una de las técnicas clave para una comunicación terapéutica eficaz en el ámbito de la PNL es la calibración. Este proceso implica observar e interpretar cuidadosamente las señales verbales y no verbales para comprender mejor el estado emocional y las intenciones de una persona. Al practicar la escucha activa y prestar atención a las microexpresiones, el tono de voz y el lenguaje corporal, las personas pueden desarrollar un mayor sentido de la empatía y establecer una relación más sólida con los demás. Además de la calibración, el anclaje es otra poderosa herramienta que puede utilizarse en la comunicación terapéutica. Esta técnica consiste en vincular un estímulo concreto con un estado emocional deseado, lo que permite a las personas acceder a emociones positivas o recursos en momentos de necesidad. Al utilizar estas técnicas en un entorno terapéutico, los profesionales pueden crear un entorno seguro y de apoyo para que los clientes se expresen y trabajen hacia el crecimiento y el cambio positivos.

Casos prácticos de resultados terapéuticos con PNL

La eficacia de la PNL en entornos terapéuticos está bien documentada mediante diversos estudios de casos que muestran resultados positivos. Estos estudios destacan el poder transformador de las técnicas de PNL para ayudar a las personas a superar problemas profundamente arraigados, como fobias, ansiedad y traumas. Utilizando herramientas como la interrupción de patrones, la terapia de línea temporal y el Meta Modelo, los terapeutas han podido facilitar cambios profundos en los pensamientos, emociones y comportamientos de los clientes. Mediante una combinación de patrones lingüísticos, estrategias cognitivas e intervenciones basadas en los sentidos, la PNL ofrece un enfoque integral para abordar los problemas psicológicos y promover el crecimiento personal. Los estudios de casos demuestran cómo la PNL puede ayudar a las personas a replantear sus creencias negativas, liberarse de traumas pasados y cultivar una imagen más positiva de sí mismas. En general, la evidencia de estos resultados terapéuticos subraya el valor de la PNL como herramienta potente y versátil para facilitar el cambio positivo y mejorar el bienestar.

XVII. PNL Y RELACIONES PERSONALES

La aplicación de la PNL en las relaciones personales puede ser profunda, ya que ofrece a las personas un marco para mejorar sus habilidades de comunicación y fomentar conexiones más profundas. Al comprender las técnicas clave de la PNL, como la calibración, el anclaje y el reencuadre, las personas pueden mejorar su capacidad para interpretar y responder a diversas señales en las interacciones interpersonales. Mediante el uso de estudios de casos y ejemplos prácticos, el libro ilustra cómo puede utilizarse la PNL para sortear situaciones difíciles, resolver conflictos con eficacia y generar confianza en las relaciones. Además, la incorporación de técnicas de PNL anima a las personas a reflexionar sobre sus propios estilos de comunicación, fomentando la autoconciencia y la atención plena en sus interacciones. En última instancia, al aprovechar los principios de la PNL, las personas pueden cultivar relaciones más significativas y armoniosas, fomentando la empatía, la comprensión y el respeto mutuo en sus conexiones personales.

Mejorar las interacciones personales mediante la PNL

Al integrar los principios de la PNL en las interacciones personales, las personas pueden mejorar sus habilidades de comunicación y fortalecer las relaciones. Las técnicas de la PNL ofrecen un enfoque sistemático para comprender las señales verbales y no verbales, lo que permite a las personas interpretar y responder mejor a los mensajes de los demás. Técnicas como la calibración, el anclaje y el reencuadre proporcionan herramientas para crear compenetración e influir positivamente en los demás. A través de estudios de casos y ejemplos prácticos, se pone de manifiesto cómo estas técnicas pueden derribar las barreras de la comunicación y facilitar la consecución de objetivos en diversos contextos. Al incorporar la PNL a su conjunto de herramientas de comunicación, las personas no sólo pueden mejorar su capacidad de expresarse con claridad, sino también comprender mejor los puntos de vista de los demás. En última instancia, la PNL anima a las personas a adoptar un enfoque más consciente y eficaz de la comunicación, lo que conduce a interacciones más significativas y satisfactorias tanto en el ámbito personal como en el profesional.

Estrategias de PNL para conexiones emocionales más profundas

En el ámbito de la PNL, existen estrategias que pueden profundizar las conexiones emocionales entre las personas, allanando el camino para interacciones más profundas y significativas. Utilizando técnicas como el reflejo, el ritmo y la dirección, los practicantes de la PNL pueden establecer una relación sólida con los demás, fomentando una sensación de confianza y comprensión que trasciende las meras palabras. Estas estrategias permiten un nivel más profundo de empatía y resonancia emocional, permitiendo a los comunicadores conectar realmente de corazón a corazón. Mediante el uso de técnicas de PNL, las personas pueden navegar por paisajes emocionales complejos con mayor eficacia, lo que conduce a relaciones más auténticas y satisfactorias. En última instancia, al incorporar estas estrategias a su repertorio de comunicación, las personas pueden cultivar conexiones emocionales más profundas que sienten las bases de vínculos auténticos y duraderos con los demás.

Ejemplos de mejora de la vida personal con PNL

En el ámbito del desarrollo personal, la PNL ha demostrado mejoras significativas en la vida de las personas al potenciar la autoconciencia, la inteligencia emocional y el bienestar general. Utilizando técnicas de PNL como la visualización, el replanteamiento de los pensamientos negativos y el establecimiento de objetivos claros, las personas pueden superar creencias limitantes, controlar el estrés y aumentar la confianza en sí mismas. Por ejemplo, la práctica de ejercicios de PNL puede ayudar a las personas a liberarse de pautas de comportamiento destructivas, como la procrastinación o el autosabotaje, con la consiguiente mejora de la productividad y una mayor sensación de plenitud. Además, la PNL ayuda a mejorar las relaciones interpersonales fomentando la empatía, la escucha activa y las habilidades de comunicación eficaz. Mediante la aplicación de los principios de la PNL, los individuos pueden cultivar conexiones más fuertes con los demás, resolver conflictos pacíficamente y crear un entorno armonioso tanto en el ámbito personal como en el profesional. En última instancia, la práctica de la PNL ofrece un enfoque holístico del crecimiento personal y capacita a las personas para llevar vidas más plenas y significativas.

XVIII. PNL PARA HABLAR EN PÚBLICO

La PNL ofrece una gran cantidad de herramientas y técnicas que pueden mejorar significativamente la capacidad de una persona para hablar en público. Al perfeccionar la capacidad de leer las señales verbales y no verbales, los oradores pueden calibrar su mensaje para que tenga el máximo impacto, atrayendo al público a un nivel más profundo. Las técnicas de anclaje pueden ayudar a controlar las emociones y anclar asociaciones positivas a situaciones concretas de la oratoria, aumentando así la confianza y el carisma en el escenario. Además, el poder del reencuadre permite a los oradores cambiar de perspectiva y presentar sus ideas de forma más convincente y persuasiva. A través de estudios de casos y ejemplos prácticos, es evidente que dominar los conceptos de la PNL puede transformar la oratoria de una tarea desalentadora a una actuación segura e influyente. Al incorporar las estrategias de la PNL a su arsenal de comunicación, las personas pueden pronunciar discursos más eficaces, conectar con su público a un nivel profundo y dejar un impacto duradero.

Técnicas para mejorar la capacidad de hablar en público

Utilizando técnicas de PNL, las personas pueden desarrollar y mejorar sus habilidades para hablar en público. Técnicas como la visualización, el reflejo y el ritmo ayudan a los oradores a conectar con su público a un nivel más profundo, creando compenetración y confianza. Las técnicas de visualización pueden ayudar a reducir la ansiedad y aumentar la confianza, permitiendo a los oradores transmitir su mensaje con claridad e impacto. El reflejo, en el que el orador refleja sutilmente el lenguaje corporal y los patrones de habla de su audiencia, ayuda a establecer una sensación de familiaridad y comprensión. El ritmo, el acto de adaptarse al tempo y al tono de la audiencia, crea un flujo armonioso de comunicación. Estas técnicas no sólo mejoran la capacidad del orador para atraer y persuadir a su público, sino que también aumentan su presencia y autoridad generales. Mediante la aplicación de los principios de la PNL, las personas pueden dominar el arte de hablar en público y transmitir eficazmente su mensaje a públicos diversos.

El papel de la PNL en la participación del público

Al explorar el papel de la PNL en la participación del público, resulta evidente que las técnicas de PNL desempeñan un papel crucial en la mejora de la eficacia de la comunicación. Al comprender los entresijos de la PNL, las personas pueden captar los matices de las señales verbales y no verbales, lo que les permite establecer una relación y conectar con su público a un nivel más profundo. Técnicas como la calibración, el anclaje y el reencuadre son fundamentales no sólo para decodificar las respuestas del público, sino también para moldear la interacción hacia un resultado más positivo. Mediante la aplicación de los conceptos de la PNL, los comunicadores pueden superar barreras, adaptar su enfoque e influir en su público de forma significativa. Al incorporar los principios de la PNL a sus estrategias de comunicación, las personas pueden fomentar el compromiso, establecer la confianza y, en última instancia, lograr los resultados deseados al interactuar con distintos públicos.

Ejemplos de oradores de éxito que utilizan la PNL

Los oradores públicos que han utilizado con éxito las técnicas de la PNL sirven como modelos ejemplares para quienes desean mejorar sus habilidades comunicativas. Un ejemplo notable es Tony Robbins, un reputado orador motivacional conocido por su capacidad para cautivar e inspirar al público utilizando estrategias de PNL. Mediante la incorporación de patrones lingüísticos, agudeza sensorial y técnicas de creación de compenetración, Robbins ha sido capaz de establecer una fuerte conexión con sus oyentes y transmitir eficazmente sus mensajes. Del mismo modo, el expresidente estadounidense Barack Obama ha sido elogiado por su estilo de hablar carismático y persuasivo, en el que se cree que influyen los principios de la PNL. El uso que hace Obama de las metáforas, el ritmo y la dirección, y las pausas bien calculadas han contribuido a su éxito como orador público. Estos ejemplos demuestran la aplicación de la PNL en el mundo real para mejorar la eficacia de la comunicación e influir en el cambio positivo, tanto en contextos profesionales como personales.

XIX. PNL Y COMUNICACIÓN NO VERBAL

La PNL, como poderosa herramienta para mejorar la comunicación, también profundiza en el ámbito de la comunicación no verbal. Comprender las señales no verbales es crucial para descifrar las verdaderas intenciones y emociones de los demás. Estudiando el lenguaje corporal, las expresiones faciales y el tono de voz, las personas pueden comprender mejor los mensajes que se transmiten. Se pueden utilizar técnicas de PNL como el reflejo y el emparejamiento para crear compenetración y establecer conexiones a nivel subconsciente, fomentando la confianza y la comprensión. Además, la PNL ayuda a las personas a ser más conscientes de sus propias señales no verbales, permitiéndoles alinear sus palabras con su lenguaje corporal para conseguir un estilo de comunicación más coherente y auténtico. Al incorporar la comunicación no verbal al marco de la PNL, las personas pueden volverse más expertas en descifrar significados ocultos y crear conexiones significativas en diversos contextos, lo que en última instancia conduce a interacciones más eficaces y armoniosas.

Comprender el lenguaje corporal a través de la PNL

En el ámbito de la PNL, comprender el lenguaje corporal ocupa un lugar crucial para mejorar la eficacia de la comunicación. Al descifrar las señales no verbales que emiten los individuos, se puede obtener una visión más profunda de sus pensamientos, sentimientos e intenciones. Mediante técnicas de PNL como la calibración, los practicantes pueden afinar su capacidad para interpretar gestos sutiles, expresiones faciales y posturas, aumentando así su capacidad para crear compenetración y establecer conexiones con los demás. El anclaje, otro concepto clave de la PNL, permite a los individuos vincular emociones o estados específicos a gestos o estímulos concretos, lo que les permite evocar las respuestas deseadas en sí mismos y en los demás. Además, las técnicas de replanteamiento de la PNL ofrecen una poderosa herramienta para remodelar las perspectivas y cambiar la dinámica de la comunicación. Al profundizar en los matices del lenguaje corporal a través de la lente de la PNL, las personas pueden navegar por las interacciones interpersonales con más sensibilidad, perspicacia y eficacia.

Técnicas para interpretar y utilizar eficazmente el lenguaje corporal

Un aspecto importante de la utilización de técnicas de PNL es la capacidad de interpretar y utilizar eficazmente el lenguaje corporal. Al comprender las señales no verbales, como las expresiones faciales, los gestos y la postura, las personas pueden obtener información valiosa sobre los pensamientos y sentimientos de los demás, lo que conduce a interacciones más significativas. Mediante técnicas como el reflejo y el emparejamiento, los individuos pueden establecer una relación y establecer conexiones con los demás a un nivel subconsciente. Además, ser capaz de leer e interpretar las microexpresiones puede proporcionar una visión más profunda de las verdaderas emociones de una persona, permitiendo una comunicación más precisa y una mayor empatía. Al incorporar estas técnicas de lenguaje corporal a las interacciones cotidianas, las personas pueden convertirse en comunicadores más persuasivos, mejor equipados para desenvolverse en diversas situaciones sociales con confianza y éxito. En esencia, dominar la interpretación y utilización del lenguaje corporal es un componente clave de la comunicación eficaz y puede influir significativamente en la calidad de las relaciones e interacciones tanto en el ámbito personal como en el profesional.

El impacto de las señales no verbales en la comunicación

No se puede exagerar el impacto de las señales no verbales en la comunicación cuando se trata de la eficacia de las interacciones interpersonales. La investigación ha demostrado que una parte significativa de la comunicación se transmite a través de señales no verbales, como el lenguaje corporal, las expresiones faciales y el tono de voz. Estas señales a menudo pueden transmitir más significado y emoción que las palabras por sí solas, lo que las convierte en un aspecto crucial para comprender el verdadero mensaje que se comunica. En el contexto de la PNL, la capacidad de decodificar e interpretar estas señales no verbales desempeña un papel clave en la creación de relaciones, el establecimiento de la confianza y la influencia positiva en los demás. Al perfeccionar las habilidades para leer y responder a las señales no verbales, las personas pueden mejorar su capacidad de comunicación y conectar mejor con los demás a un nivel más profundo. Esta mayor conciencia de la comunicación no verbal puede conducir, en última instancia, a interacciones más eficaces e impactantes, tanto en el ámbito personal como en el profesional.

XX. PNL Y COMUNICACIÓN DIGITAL

En el ámbito de la PNL y la comunicación digital, la fusión de tecnología y técnicas de PNL abre nuevas posibilidades para mejorar las interacciones interpersonales en la era digital. Con el auge de las redes sociales, las plataformas de mensajería y las reuniones virtuales, la necesidad de estrategias de comunicación eficaces nunca ha sido tan crucial. Integrando los principios de la PNL en las prácticas de comunicación digital, las personas pueden mejorar su capacidad para transmitir ideas con claridad, establecer una buena relación e influir positivamente en los demás a través de canales virtuales. Técnicas como el reflejo, el ritmo y la dirección pueden adaptarse a los entornos en línea para establecer la confianza y el entendimiento. Además, el uso de ayudas visuales, emoticonos y contenido multimedia puede complementar las estrategias de la PNL para aumentar el compromiso y transmitir emociones de forma eficaz. En este panorama digital, dominar las técnicas de PNL no sólo es beneficioso, sino esencial para navegar por las complejidades de las plataformas de comunicación modernas y fomentar conexiones significativas en un mundo virtual.

Adaptar las técnicas de PNL a las plataformas digitales

En la era digital, el campo de la PNL se adapta cada vez más a las exigencias de las plataformas online. Con el auge de la comunicación virtual, cada vez es más necesario optimizar las técnicas de PNL para las interacciones digitales. Aprovechando el poder de la tecnología, los profesionales pueden aprovechar ahora herramientas como las videoconferencias, los chatbots y las plataformas de redes sociales para mejorar la eficacia de la comunicación. Las simulaciones de realidad virtual y los algoritmos de IA pueden utilizarse para crear experiencias inmersivas que faciliten la creación de relaciones y el desarrollo de la empatía, componentes cruciales de la PNL. Además, la integración de la analítica de datos y el aprendizaje automático puede proporcionar información sobre los patrones de comunicación y sugerir estrategias personalizadas para que las personas mejoren sus interacciones en línea. A medida que las plataformas digitales sigan evolucionando, la adaptación de las técnicas de PNL a estos entornos será esencial para garantizar una comunicación y una creación de relaciones eficaces en el ámbito virtual.

Retos y soluciones para la comunicación virtual

En el ámbito de la comunicación virtual, numerosos retos pueden dificultar una interacción eficaz. La ausencia de señales no verbales, como las expresiones faciales y el lenguaje corporal, puede dar lugar a malentendidos e interpretaciones erróneas. Los problemas técnicos, como una mala conexión a Internet o problemas de audio, pueden interrumpir el flujo de las conversaciones y disminuir el compromiso. Además, la falta de respuesta inmediata en entornos virtuales puede dificultar la evaluación de la eficacia de la comunicación y la realización de los ajustes necesarios en tiempo real. Sin embargo, las soluciones innovadoras pueden abordar estos retos y mejorar la comunicación virtual. Utilizar plataformas de videoconferencia que ofrezcan funciones como compartir pantalla y fondos virtuales puede hacer que las interacciones sean más dinámicas y atractivas. Establecer normas de comunicación claras y fijar expectativas para las reuniones virtuales puede ayudar a garantizar que todos los participantes estén de acuerdo. La realización de reuniones periódicas, sesiones de feedback y actividades virtuales de creación de equipos puede fomentar la sensación de conexión y colaboración entre los miembros de equipos remotos. Reconociendo y adaptándose a los retos únicos de la comunicación virtual, las personas pueden cultivar interacciones más eficaces y significativas en un entorno digital.

Casos prácticos de comunicación digital eficaz mediante PNL

En el ámbito de la comunicación digital, los estudios de casos han demostrado la eficacia de integrar técnicas de PNL. Aprovechando principios de la PNL como el reflejo, el ritmo y el liderazgo, las organizaciones han podido crear interacciones más atractivas y auténticas con su público objetivo. Por ejemplo, un estudio realizado sobre una campaña de marketing en redes sociales reveló que la incorporación de técnicas de PNL en el proceso de redacción y creación de contenidos se tradujo en mayores niveles de compromiso del público y tasas de conversión. Otro estudio de caso centrado en las interacciones del servicio de atención al cliente demostró que el uso de estrategias de PNL para mejorar la empatía y la capacidad de escucha activa condujo a una mejora significativa de la satisfacción y la fidelidad de los clientes. Estos ejemplos ponen de relieve el poder de la PNL para fomentar conexiones significativas e impulsar estrategias de comunicación digital de éxito. Analizando estos casos, los profesionales pueden obtener información valiosa sobre cómo aplicar la PNL con eficacia en sus propios esfuerzos de comunicación digital para lograr los resultados deseados.

XXI. CONSIDERACIONES ÉTICAS EN LA PNL

A medida que las personas se adentran en el ámbito de la PNL, resulta imperativo abordar las consideraciones éticas que sustentan su práctica. Pueden surgir dilemas éticos en la PNL cuando los practicantes utilizan técnicas para manipular o engañar a los demás en beneficio propio, en lugar de fomentar la comprensión y la conexión auténticas. Al reconocer la dinámica de poder inherente a la comunicación, los profesionales de la PNL deben mantener unas normas éticas que den prioridad al respeto, la honestidad y el consentimiento. Un aspecto crucial de la práctica ética de la PNL implica garantizar que las personas sean conscientes de las técnicas que se utilizan y que se apliquen de forma transparente y empoderadora. Además, los profesionales deben tener en cuenta el impacto potencial de sus acciones en el bienestar mental y emocional de las personas, evitando tácticas manipuladoras que puedan dañar la confianza y las relaciones. En última instancia, las consideraciones éticas en PNL sirven como brújula orientadora, dirigiendo a los profesionales hacia la autenticidad, la empatía y las prácticas de comunicación éticas.

Cuestiones éticas en torno al uso de la PNL

Una de las consideraciones éticas clave en torno al uso de la PNL es el potencial de manipulación o coacción en la comunicación. Las técnicas de PNL, como el anclaje y el reencuadre, pueden ser herramientas poderosas para influir en los pensamientos y comportamientos de los demás. Sin embargo, cuando se utilizan de forma poco ética, estas estrategias tienen el potencial de engañar o manipular a las personas en beneficio propio. Es crucial que los profesionales de la PNL sean conscientes de las implicaciones éticas de su uso de estas técnicas y den prioridad a la honestidad, la transparencia y el respeto por la autonomía de los demás. Además, la cuestión del consentimiento es primordial en las prácticas de PNL, ya que las personas deben tener pleno conocimiento y comprensión de cómo se está moldeando o influyendo en su comunicación. Respetando las normas éticas y siendo conscientes del impacto de sus técnicas de comunicación, los profesionales pueden garantizar que la PNL se utilice de forma responsable y ética para mejorar las relaciones y promover resultados positivos.

Directrices para la práctica ética de la PNL

A medida que las personas se adentran en el intrincado ámbito de la PNL, resulta primordial cumplir las directrices de la práctica ética para garantizar su eficacia e impacto. Las consideraciones éticas en la PNL abarcan el respeto a la autonomía y el bienestar de las personas implicadas, el mantenimiento de la confidencialidad y la obtención de un consentimiento informado. Los practicantes deben esforzarse por ser transparentes y honestos en su comunicación, evitando la manipulación o la coacción. Además, los profesionales deben evaluar y mejorar continuamente sus habilidades mediante la formación y la supervisión continuas para mantener las normas profesionales y salvaguardar los intereses de sus clientes. Al integrar los principios éticos en la práctica de la PNL, los profesionales pueden cultivar la confianza, fomentar relaciones positivas y facilitar un cambio significativo en las personas que buscan crecimiento y desarrollo personal. En última instancia, las directrices éticas de la PNL no sólo sirven para proteger la integridad de la práctica, sino que también contribuyen al bienestar y la capacitación de quienes participan en el proceso.

La importancia de la integridad en las aplicaciones de la PNL

En el ámbito de la PNL, no se puede exagerar la importancia de la integridad, sobre todo cuando se trata de sus aplicaciones. La integridad en PNL se refiere a la práctica de alinear las propias palabras, acciones e intenciones de forma coherente, garantizando la autenticidad y la honestidad en la comunicación. Cuando los practicantes mantienen la integridad en sus interacciones, establecen confianza, credibilidad y compenetración con los demás, componentes esenciales para una comunicación eficaz. La integridad es la base sobre la que las técnicas de la PNL pueden florecer realmente, permitiendo a las personas navegar por dinámicas sociales complejas con transparencia y respeto. Al encarnar la integridad, los profesionales de la PNL pueden aprovechar éticamente herramientas como la calibración, el anclaje y el reencuadre para influir positivamente en los demás y fomentar relaciones armoniosas. En última instancia, la integración de la integridad en las aplicaciones de la PNL no sólo mejora la eficacia de la comunicación, sino que también contribuye a la práctica ética y a la utilización responsable de estas poderosas técnicas.

XXII. MEDIR LA EFICACIA DE LA PNL

A medida que avanza la exploración de la PNL, la necesidad de medir su eficacia se vuelve primordial. Se pueden emplear varios métodos para evaluar el impacto de las técnicas de PNL en los resultados de la comunicación. Un enfoque consiste en utilizar evaluaciones previas y posteriores para calibrar los cambios en las habilidades comunicativas, los niveles de confianza y las relaciones interpersonales antes y después de las intervenciones de PNL. Además, los métodos de investigación cualitativa, como las entrevistas y los grupos de discusión, pueden aportar información valiosa sobre cómo perciben los individuos la eficacia de la PNL en sus contextos específicos. Las medidas objetivas, como la observación de comportamientos no verbales durante las interacciones o el análisis de los patrones lingüísticos utilizados antes y después de la formación en PNL, pueden ofrecer datos tangibles para evaluar la eficacia de las técnicas de PNL. Empleando un enfoque de evaluación polifacético que combine medidas cuantitativas y cualitativas, los investigadores pueden obtener una comprensión exhaustiva de cómo influye la PNL en la eficacia de la comunicación en diversos entornos.

Criterios para evaluar los resultados de la PNL

Los resultados de la PNL pueden evaluarse en función de varios criterios que miden la eficacia y la eficiencia de las técnicas utilizadas. Un aspecto crucial a tener en cuenta es el nivel de compenetración establecido entre el comunicador y el receptor. La capacidad de generar confianza y conexión mediante estrategias de PNL como el reflejo y la correspondencia es indicativa de resultados satisfactorios. Además, la claridad y precisión de la comunicación es esencial para evaluar el impacto de las intervenciones de PNL. La capacidad de transmitir mensajes de forma concisa y comprensible puede determinar la eficacia de la comunicación. Además, la capacidad de influir y persuadir mediante técnicas de PNL como el reencuadre y el anclaje pueden ser indicadores valiosos de los resultados. En última instancia, los criterios para evaluar los resultados de la PNL deberían centrarse en la mejora de las habilidades de comunicación, el establecimiento de una buena relación y la consecución de los objetivos deseados mediante el uso eficaz de las técnicas de PNL.

Metodologías de investigación para el estudio de la PNL

Las metodologías de investigación para estudiar la PNL abarcan una serie de enfoques destinados a comprender los mecanismos que subyacen a este complejo marco de comunicación y modificación de la conducta. Los métodos cualitativos, como las entrevistas, los estudios de casos y el análisis de contenido, pueden aportar información sobre las experiencias subjetivas de las personas que se han sometido a intervenciones de PNL, arrojando luz sobre los efectos transformadores de estas técnicas. En cambio, los métodos cuantitativos, como las encuestas y los experimentos, ofrecen la oportunidad de medir objetivamente la eficacia de intervenciones específicas de PNL, permitiendo a los investigadores reunir pruebas empíricas que respalden las afirmaciones de los defensores de la PNL. Los enfoques de métodos mixtos, que combinan técnicas cualitativas y cuantitativas, pueden proporcionar una comprensión más completa de los fenómenos objeto de estudio, salvando la distancia entre las experiencias subjetivas y los datos empíricos. Empleando un conjunto diverso de metodologías de investigación, los estudiosos pueden dilucidar los procesos subyacentes de la PNL, contribuyendo a su continuo desarrollo y aplicación en diversos contextos.

Análisis de estudios empíricos sobre la eficacia de la PNL

Se han realizado numerosos estudios empíricos para evaluar la eficacia de las técnicas de PNL en la mejora de la comunicación. Estos estudios profundizan en diversos aspectos de la PNL, como su impacto en la creación de rapport, la mejora de la capacidad de persuasión y el aumento de la inteligencia emocional. A través del análisis de estos estudios, se hace evidente que la PNL puede ser una herramienta poderosa para mejorar los resultados de la comunicación en diversos contextos. Al comprender cómo técnicas de PNL como el reflejo, el ritmo y la dirección pueden influir en el comportamiento y la percepción humanos, las personas pueden adaptar sus estrategias de comunicación para obtener mejores resultados. Los resultados de estos estudios ponen de relieve el potencial de la PNL para mejorar las relaciones interpersonales, la eficacia del liderazgo y el éxito general de la comunicación. En general, las pruebas empíricas respaldan el valor de la PNL como valiosa herramienta para mejorar las habilidades de comunicación y lograr los resultados deseados en diversos entornos personales y profesionales.

XXIII. CRÍTICAS Y CONTROVERSIAS DE LA PNL

Una de las principales críticas y controversias en torno a la PNL gira en torno a la falta de pruebas empíricas que respalden sus afirmaciones. Los escépticos sostienen que la PNL carece de una base científica sólida y que algunas de sus técnicas pueden ser más efectos placebo que herramientas realmente eficaces para la comunicación. Además, la comercialización de la PNL ha suscitado críticas, ya que algunos profesionales hacen afirmaciones grandilocuentes sobre su capacidad para provocar cambios profundos sin pruebas sustanciales que las respalden. Además, han surgido dudas sobre las implicaciones éticas de utilizar técnicas de PNL para manipular o influir en otros en beneficio propio. A pesar de estas críticas, los defensores de la PNL sostienen que la eficacia de sus principios reside en su aplicación práctica más que en su validación teórica. Destacan la importancia del aprendizaje experimental y el crecimiento personal mediante técnicas de PNL para mejorar las habilidades de comunicación y fomentar las relaciones positivas.

Críticas habituales a las prácticas de la PNL

Una crítica habitual a las prácticas de PNL gira en torno a la falta de pruebas científicas que respalden su eficacia. Los escépticos sostienen que los fundamentos teóricos de la PNL se basan en experiencias subjetivas y no en investigaciones empíricas, lo que pone en duda la validez de sus afirmaciones. Además, algunos críticos cuestionan la ética de las técnicas de PNL, sobre todo las relacionadas con la persuasión y la influencia.

Sostienen que el uso de patrones lingüísticos y estrategias manipuladoras en la PNL puede ser de naturaleza explotadora o engañosa, lo que suscita preocupación por su posible uso indebido. Otra crítica a las prácticas de la PNL es la simplificación excesiva de procesos psicológicos complejos. Los críticos sostienen que los modelos y técnicas de la PNL pueden proporcionar una comprensión superficial del comportamiento humano, ignorando las complejidades y diferencias individuales que conforman la dinámica de la comunicación. A pesar de estas críticas, los defensores de la PNL sostienen que, cuando se utiliza de forma responsable y ética, la PNL puede ser una herramienta poderosa para mejorar la comunicación y el desarrollo personal.

Respuestas a las críticas de la comunidad de la PNL

Al encontrarse con críticas de la comunidad de la PNL, es crucial abordarlas con una respuesta meditada y bien informada. Una crítica habitual gira en torno a la supuesta falta de pruebas científicas que respalden la eficacia de las técnicas de PNL. En respuesta, los investigadores y profesionales deben hacer hincapié en los estudios empíricos y las aplicaciones en el mundo real que atestiguan los beneficios de la PNL para mejorar la comunicación y el desarrollo personal. Además, es importante reconocer cualquier preocupación válida planteada por los críticos y entablar un diálogo constructivo para fomentar una comprensión más profunda de los principios de la PNL. Al comprometerse activamente con las críticas de la comunidad de la PNL, los practicantes pueden perfeccionar sus técnicas, incorporar los comentarios y hacer evolucionar el campo en una dirección positiva. En última instancia, responder a estas críticas con franqueza y voluntad de aprender puede dar lugar a una disciplina más sólida y respetada que siga capacitando a las personas en sus esfuerzos de comunicación.

La validez científica de la PNL

La validez científica de la PNL ha sido objeto de debate en la comunidad psicológica. Los críticos sostienen que la falta de pruebas empíricas y la dependencia de experiencias anecdóticas restan credibilidad a la PNL como enfoque terapéutico válido. Sin embargo, los defensores de la PNL afirman que su fundamento en la psicología cognitiva, la lingüística y la neurociencia proporciona un marco teórico sólido para comprender el comportamiento y la comunicación humanos. Los estudios han demostrado que las técnicas de PNL pueden ser eficaces para mejorar el autoconocimiento, potenciar las habilidades de comunicación y facilitar el crecimiento personal. Aunque se necesitan investigaciones más sólidas para establecer de forma concluyente la eficacia de la PNL, la integración de sus principios en diversos campos demuestra su valor práctico para lograr los resultados deseados. Al combinar los conocimientos de la psicología y la lingüística, la PNL ofrece una perspectiva única sobre cómo el lenguaje y el comportamiento se influyen mutuamente, allanando el camino para estrategias de comunicación más eficaces.

XXIV. FORMACIÓN Y CERTIFICACIÓN EN PNL

La formación y la certificación en PNL desempeñan un papel crucial a la hora de dotar a las personas de las habilidades necesarias para aplicar eficazmente las técnicas de la PNL en diversos contextos. Mediante cursos estructurados y prácticas, los participantes pueden profundizar su comprensión de los principios de la PNL y ganar confianza para aplicarlos en situaciones del mundo real. La certificación proporciona un sello de aprobación, indicando a empresarios, clientes o compañeros que una persona ha cumplido ciertas normas de competencia en PNL. Esto no sólo aumenta la credibilidad, sino que también abre nuevas oportunidades de promoción profesional o puestos de consultoría en los que se buscan expertos en PNL. Además, los programas de formación formal suelen incluir sesiones de práctica supervisadas y retroalimentación, lo que permite a los participantes perfeccionar sus habilidades bajo la dirección de formadores experimentados. En un campo en rápida evolución como el de la PNL, la formación continua y la certificación sirven para mantenerse al día de los últimos avances y perfeccionar el propio oficio para lograr una eficacia óptima.

Visión general de los programas de formación en PNL

Los programas de formación en PNL abarcan una amplia gama de ofertas adaptadas a diversos objetivos y niveles de experiencia. Desde cursos introductorios que proporcionan una comprensión básica de los principios de la PNL hasta programas avanzados centrados en aplicaciones especializadas, las personas pueden elegir el programa de formación que mejor se adapte a sus necesidades. Estos programas suelen combinar conocimientos teóricos con ejercicios prácticos para garantizar un aprendizaje y un desarrollo de habilidades completos. Además, los programas de formación en PNL de renombre suelen estar dirigidos por profesionales y formadores experimentados que pueden proporcionar valiosos conocimientos y orientación basados en la experiencia del mundo real. Los participantes en estos programas pueden esperar aumentar sus habilidades de comunicación, mejorar las relaciones interpersonales y cultivar una comprensión más profunda del comportamiento y la cognición humanos. En general, los programas de formación en PNL ofrecen un enfoque estructurado y sistemático para dominar las técnicas y estrategias de la PNL, capacitando a las personas para liberar todo su potencial comunicativo y lograr un mayor éxito en sus esfuerzos personales y profesionales.

Criterios para elegir el curso de PNL adecuado

Al considerar qué curso de PNL elegir, deben tenerse en cuenta varios criterios clave para garantizar que el programa seleccionado satisface las necesidades y objetivos de la persona. Ante todo, es esencial evaluar la credibilidad y reputación del proveedor del curso. Busca instituciones o formadores con una sólida trayectoria en el campo de la PNL, así como certificaciones y avales relevantes de organizaciones reputadas. Además, el plan de estudios y el contenido del curso deben estar en consonancia con las áreas específicas de interés o experiencia que uno desee desarrollar. Ya se trate de habilidades de comunicación, desarrollo personal o aplicaciones terapéuticas, el curso debe ofrecer un enfoque exhaustivo y completo de las técnicas de PNL. Por último, también deben tenerse en cuenta consideraciones prácticas como la duración del curso, el formato (presencial u online) y el coste, para asegurarse de que el curso se adapta cómodamente a la agenda y el presupuesto de cada uno. Evaluando cuidadosamente estos factores, las personas pueden tomar una decisión informada al seleccionar el curso de PNL adecuado para sus necesidades de desarrollo personal y profesional.

La importancia de la certificación en la práctica de la PNL

Un aspecto crucial de la práctica de la PNL reside en la importancia de la certificación. La certificación en PNL no sólo proporciona a los practicantes una validación formal de sus habilidades y conocimientos, sino que también demuestra un compromiso con las normas éticas y el desarrollo profesional. Al obtener la certificación, los individuos pueden diferenciarse en el campo, ganando credibilidad y confianza de clientes y colegas. Además, la certificación en PNL significa una dedicación al aprendizaje y el crecimiento continuos, ya que los profesionales deben participar en la formación continua para mantener su certificación. Esta búsqueda constante del conocimiento y el perfeccionamiento de las habilidades garantiza que los profesionales certificados en PNL estén equipados para prestar servicios de alta calidad y adaptarse al panorama en constante evolución de la comunicación. En esencia, la certificación en PNL es una marca de excelencia, profesionalidad y compromiso con la práctica, que distingue a los profesionales certificados como expertos en la materia.

XXV. DIRECCIONES FUTURAS EN LA INVESTIGACIÓN DE LA PNL

A medida que el campo de la PNL sigue evolucionando, las direcciones futuras de la investigación ofrecen posibilidades apasionantes para mejorar las prácticas de comunicación. Un área clave de interés es la exploración de tecnologías avanzadas, como la IA y el aprendizaje automático, para desarrollar algoritmos de PNL más sofisticados. Estas tecnologías podrían revolucionar el modo en que se utilizan las herramientas de PNL en diversos contextos, desde los chatbots de atención al cliente hasta los sistemas de traducción de idiomas. Además, cada vez se hace más hincapié en las colaboraciones interdisciplinares, con investigadores de psicología, lingüística e informática trabajando juntos para profundizar en nuestra comprensión de cómo el lenguaje da forma a nuestras interacciones. La investigación futura también podría ahondar en el impacto de las diferencias culturales en la eficacia de la PNL, lo que conduciría a técnicas de comunicación más matizadas y sensibles a las diferencias culturales. Al adoptar tecnologías de vanguardia y fomentar la colaboración interdisciplinar, el futuro de la investigación en PNL es muy prometedor para descubrir nuevas formas de mejorar las habilidades comunicativas y lograr conexiones más significativas.

Tendencias emergentes en PNL

En el ámbito de la PNL, hay tendencias emergentes que están configurando la forma en que las personas abordan la comunicación. Una tendencia notable es el énfasis en las consideraciones éticas en las prácticas de PNL, instando a los profesionales a dar prioridad a la transparencia, el consentimiento y el respeto en todas las interacciones. Otra tendencia es la integración de la tecnología y la IA en las técnicas de PNL, lo que permite estrategias de comunicación más personalizadas y eficaces. Además, cada vez se presta más atención a la competencia cultural en PNL, reconociendo la importancia de comprender las diversas normas y valores culturales para facilitar una comunicación eficaz en distintos contextos. Estas tendencias emergentes ponen de relieve la naturaleza evolutiva de la PNL y la necesidad de que los profesionales adapten sus enfoques para satisfacer las demandas cambiantes de la comunicación en el complejo mundo actual. Al incorporar estas tendencias a las prácticas de PNL, las personas pueden mejorar sus habilidades comunicativas y navegar por las interacciones interpersonales con mayor conciencia y eficacia.

Nuevas aplicaciones potenciales de las técnicas de PNL

Además de las aplicaciones tradicionales de las técnicas de PNL en la comunicación y el desarrollo personal, existe un interés creciente por explorar nuevos usos potenciales de estas herramientas. Uno de ellos es en el campo de la IA y el aprendizaje automático, donde la PNL puede aprovecharse para mejorar la precisión y eficacia de las tareas de procesamiento del lenguaje natural. Al incorporar algoritmos de PNL en chatbots, asistentes virtuales y otros sistemas basados en IA, los desarrolladores pueden mejorar las capacidades conversacionales y la comprensión de estas tecnologías. Además, las técnicas de PNL también podrían aplicarse en el sector sanitario para analizar los datos de los pacientes, identificar patrones en los síntomas y mejorar la precisión de los diagnósticos. A medida que la tecnología sigue avanzando, la integración de métodos de PNL en estos campos emergentes es muy prometedora para revolucionar la forma en que nos comunicamos, interactuamos y tomamos decisiones en una amplia gama de ámbitos.

El futuro de la PNL en la integración tecnológica

A medida que la tecnología sigue avanzando a un ritmo vertiginoso, el futuro de la PNL en la integración tecnológica encierra un inmenso potencial. Con el auge de la IA, el aprendizaje automático y el procesamiento del lenguaje natural, las técnicas de PNL pueden aprovecharse para mejorar la interacción persona-ordenador. Al incorporar los principios de la PNL a las interfaces digitales, los programas de software y los asistentes virtuales, los desarrolladores pueden crear sistemas más intuitivos y fáciles de usar que se comuniquen eficazmente con los usuarios de forma más natural y personalizada. Además, la PNL en la integración tecnológica puede permitir la traducción lingüística en tiempo real, el análisis de sentimientos y las recomendaciones personalizadas, revolucionando la forma en que interactuamos con las máquinas. A medida que avanzamos hacia un mundo más interconectado y digitalizado, la integración de la PNL en la tecnología desempeñará un papel crucial para optimizar la experiencia del usuario e impulsar la innovación en diversos sectores, desde la sanidad a las finanzas, pasando por la educación. Las posibilidades son infinitas a medida que desbloqueamos todo el potencial de la PNL para dar forma al futuro de la integración de la tecnología.

XXVI. PNL E INTELIGENCIA EMOCIONAL

La comprensión de la inteligencia emocional desempeña un papel crucial en el ámbito de la PNL . Al fusionar los principios de la PNL con la inteligencia emocional, las personas pueden desarrollar una conciencia más profunda de sus propias emociones y de las emociones de los demás, lo que conduce a una comunicación más eficaz. Esta integración capacita a las personas para reconocer y regular sus emociones, empatizar con los demás y navegar por las interacciones sociales con mayor habilidad y sensibilidad. Técnicas de PNL como el reflejo y el ritmo pueden mejorarse con la inteligencia emocional, permitiendo una conexión más auténtica y empática con los demás. En última instancia, la sinergia entre la PNL y la inteligencia emocional ofrece un enfoque integral de la comunicación que no sólo se centra en las palabras pronunciadas, sino también en el contexto emocional subyacente. A medida que las personas cultivan su inteligencia emocional mediante prácticas de PNL, se dotan de las herramientas necesarias para fomentar relaciones positivas, resolver conflictos y lograr un mayor éxito personal y profesional.

Relación entre PNL e inteligencia emocional

Un aspecto intrigante de la PNL es su relación con la inteligencia emocional, ya que ambos conceptos comparten un enfoque común sobre la comprensión y la gestión de las emociones humanas. Al incorporar técnicas de PNL, las personas pueden mejorar su inteligencia emocional desarrollando una conciencia más profunda de sus propios pensamientos, sentimientos y comportamientos, así como de los de los demás. Este mayor conocimiento de uno mismo permite comunicarse con más eficacia, establecer relaciones más sólidas y afrontar situaciones difíciles con mayor facilidad. La PNL proporciona herramientas para reconocer y regular las emociones, así como estrategias para empatizar con los demás e influir en ellos. Mediante la integración de la PNL y la inteligencia emocional, las personas pueden cultivar un conjunto completo de habilidades que les permita navegar por dinámicas interpersonales complejas y alcanzar sus objetivos de comunicación con precisión y agudeza emocional. Esta relación simbiótica entre la PNL y la inteligencia emocional subraya el profundo impacto que estos dos marcos pueden tener en el éxito personal y profesional.

Técnicas de PNL para mejorar la conciencia emocional

A medida que las personas se esfuerzan por mejorar sus habilidades de comunicación, la utilización de técnicas de PNL presenta una valiosa oportunidad para mejorar la conciencia emocional. Al profundizar en los entresijos de la PNL, las personas pueden comprender no sólo sus propias respuestas emocionales, sino también las de los demás, lo que permite interacciones más empáticas y eficaces. Mediante prácticas como la calibración, los individuos pueden aprender a leer e interpretar con precisión las sutiles señales no verbales, fomentando una comprensión más profunda de las emociones tanto en ellos mismos como en las personas con las que se comunican. Además, pueden emplearse técnicas como el anclaje para crear estados emocionales positivos y reforzar los comportamientos deseados, lo que conduce a relaciones más armoniosas y a resultados satisfactorios. Al integrar las técnicas de PNL en su repertorio de comunicación, las personas pueden cultivar la inteligencia emocional y elevar su capacidad de conectar con los demás a un nivel más profundo.

Casos prácticos de mejora de la inteligencia emocional mediante PNL

Como se ha demostrado en diversos estudios de casos, la aplicación de técnicas de PNL ha demostrado mejorar significativamente la inteligencia emocional. Utilizando herramientas como la calibración, el anclaje y el reencuadre, los individuos han podido comprender mejor sus propias emociones y las de los demás, lo que ha conducido a una comunicación más empática y eficaz. Por ejemplo, un estudio realizado en un entorno empresarial demostró que los empleados que recibieron formación en PNL demostraron una mayor conciencia emocional y mejores habilidades para la resolución de conflictos, lo que dio lugar a un entorno laboral más armonioso y productivo. Del mismo modo, en entornos educativos, la incorporación de prácticas de PNL ha mejorado las relaciones entre alumnos y profesores y la regulación emocional de los estudiantes. Estos estudios de casos ponen de relieve el poder transformador de la PNL para mejorar la inteligencia emocional y fomentar conexiones interpersonales positivas en diversos ámbitos. Las pruebas presentadas subrayan el potencial de la PNL como herramienta valiosa para el crecimiento personal y el desarrollo profesional.

XXVII. PNL Y TÉCNICAS COGNITIVO-CONDUCTUALES

Un aspecto integral de la PNL reside en su sinergia con las técnicas cognitivo-conductuales, especialmente en el ámbito de la comunicación. Al fusionar los principios de la PNL con las estrategias cognitivo-conductuales, los individuos pueden cultivar una comprensión más profunda de cómo los pensamientos, los sentimientos y los comportamientos se entrelazan para dar forma a los patrones de comunicación. Esta fusión capacita a los individuos no sólo para decodificar la dinámica subyacente de sus interacciones, sino también para refinar sus respuestas con el fin de lograr resultados más favorables. Mediante la incorporación de técnicas cognitivo-conductuales, los profesionales de la PNL pueden identificar y cuestionar los patrones de pensamiento desadaptativos, replantear la autoconversación negativa y desplegar estrategias de comunicación eficaces adaptadas a contextos específicos. En última instancia, esta convergencia entre la PNL y las técnicas cognitivo-conductuales dota a las personas de un amplio conjunto de herramientas para desenvolverse en diversos escenarios de comunicación con mayor conciencia, empatía y eficacia, fomentando así conexiones más auténticas y armoniosas en los ámbitos personal y profesional.

Comparar la PNL con la TCC

La PNL y la TCC son dos poderosas herramientas destinadas a mejorar la comunicación y promover el crecimiento y el cambio personales. Aunque ambos enfoques se centran en transformar los patrones de pensamiento y los comportamientos, lo hacen de formas distintas. La PNL hace especial hincapié en el lenguaje que utilizamos y en cómo configura nuestras percepciones e interacciones con el mundo. Al explorar la conexión entre el lenguaje, las emociones y el comportamiento, las técnicas de PNL pueden ayudar a las personas a replantear los patrones de pensamiento negativos, establecer una buena relación y mejorar las habilidades de comunicación. Por otra parte, la TCC se basa en la creencia de que nuestros pensamientos influyen en nuestros sentimientos y acciones. Mediante intervenciones estructuradas, la TCC pretende identificar y cuestionar los patrones de pensamiento distorsionados para provocar cambios positivos en el comportamiento. Aunque la PNL y la TCC comparten el objetivo común de promover el crecimiento personal y el cambio, sus metodologías y principios subyacentes las diferencian. Al comprender los matices de cada enfoque, las personas pueden elegir el que mejor se adapte a sus necesidades y objetivos.

Enfoques integradores utilizando PNL y TCC

Un enfoque eficaz para mejorar las habilidades de comunicación es la integración de la PNL y la TCC. Combinando los principios de la PNL, que se centra en comprender la relación entre el lenguaje, el comportamiento y los patrones de pensamiento, con las técnicas de la TCC, que hacen hincapié en cambiar los patrones de pensamiento negativos para mejorar las respuestas emocionales, las personas pueden desarrollar un enfoque más global y holístico de la comunicación. La integración de la PNL y la TCC permite a las personas no sólo reconocer e interpretar más eficazmente las señales verbales y no verbales, sino también replantear las creencias y conductas negativas que puedan estar afectando a su estilo de comunicación. Este enfoque integrado capacita a las personas para establecer relaciones más sólidas, comunicarse con mayor autenticidad y obtener mejores resultados en diversos entornos sociales y profesionales. Al combinar las herramientas y estrategias de la PNL y la TCC, las personas pueden mejorar sus habilidades comunicativas y fomentar relaciones más positivas y productivas.

Ventajas de combinar la PNL con otros métodos psicológicos

La integración de la PNL con otros métodos psicológicos puede ofrecer una amplia gama de beneficios. Al combinar las técnicas de PNL con enfoques como la terapia cognitivo-conductual o el psicoanálisis, las personas pueden acceder a un conjunto de herramientas más completo para el crecimiento y el desarrollo personales. Por ejemplo, el uso de la PNL junto con prácticas de atención plena puede mejorar la autoconciencia y la regulación emocional, lo que conduce a una mejora del bienestar mental. Además, incorporar estrategias de PNL a las sesiones de coaching o asesoramiento puede ayudar a los clientes a establecer y alcanzar objetivos concretos, superar creencias limitantes y cultivar una mentalidad más positiva. La sinergia entre la PNL y otras modalidades psicológicas puede crear un enfoque holístico para abordar diversos problemas, proporcionando a las personas un camino más personalizado y eficaz hacia la transformación personal y la mejora de las habilidades de comunicación. Esta integración amplía el abanico de posibilidades de las personas que desean mejorar sus relaciones interpersonales, su éxito profesional y su bienestar general.

XXVIII. PNL EN CONTEXTOS MULTICULTURALES

A medida que las personas navegan por la compleja red de interacciones multiculturales, la aplicación de la PNL puede desempeñar un papel fundamental para colmar las lagunas comunicativas y fomentar la comprensión. En contextos multiculturales, donde convergen diversas creencias, valores y estilos de comunicación, las técnicas de PNL ofrecen un valioso conjunto de herramientas para mejorar la comunicación intercultural. Utilizando estrategias como el reflejo, el emparejamiento y el ritmo, las personas pueden establecer una buena relación y generar confianza con individuos de distintos orígenes culturales. Además, los principios de la PNL pueden capacitar a las personas para navegar eficazmente por los matices culturales, abordar posibles malentendidos y adaptar su estilo de comunicación para que resuene en audiencias multiculturales. En un mundo globalizado en el que la sensibilidad cultural y la comunicación eficaz son primordiales, integrar la PNL en contextos multiculturales puede ser una poderosa herramienta para promover la armonía, la colaboración y el respeto mutuo entre comunidades diversas.

Adaptar las técnicas de PNL a diversas culturas

A medida que la comunicación global continúa expandiéndose, la necesidad de adaptar las técnicas de la PNL a las diversas culturas se hace cada vez más importante. La PNL, con su enfoque en la comprensión y utilización de los patrones del lenguaje, los comportamientos y las creencias, ofrece un marco poderoso para mejorar la comunicación a través de las fronteras culturales. Adaptando las técnicas de PNL a los distintos contextos culturales, las personas pueden salvar la distancia entre los diferentes estilos, normas y valores de comunicación. Esta adaptación implica no sólo traducir los conceptos de la PNL a diferentes idiomas, sino también reconocer y respetar los matices de las distintas expresiones e interpretaciones culturales. Comprender la diversidad cultural en el marco de la PNL permite a los profesionales comunicarse con mayor eficacia, establecer conexiones más sólidas y evitar los malentendidos que puedan surgir de las diferencias culturales. Adaptar las técnicas de la PNL a las diversas culturas promueve, en última instancia, la inclusión, la empatía y la comprensión mutua en las prácticas de comunicación, fomentando relaciones más armoniosas e interacciones fructíferas en un amplio abanico de entornos culturales.

Retos de la comunicación intercultural

Uno de los retos importantes de la comunicación intercultural reside en las diferencias de las señales no verbales y los gestos entre las distintas culturas. Estas señales sutiles, como el contacto visual, las expresiones faciales y el lenguaje corporal, pueden variar mucho en sus significados de una cultura a otra, dando lugar a malentendidos y malas interpretaciones. Además, las barreras lingüísticas, los distintos estilos de comunicación y las normas culturales pueden complicar aún más las interacciones interculturales. Los errores de comunicación pueden producirse fácilmente cuando las personas no son conscientes de estas diferencias, lo que dificulta la eficacia de la comunicación y provoca conflictos o resultados infructuosos. Para superar estos retos, las personas deben cultivar la competencia cultural, la empatía y la voluntad de aprender y adaptarse a los distintos estilos de comunicación. Abrazando la diversidad, escuchando activamente y tratando de comprender las perspectivas de los demás, las personas pueden navegar por la comunicación intercultural con mayor facilidad y eficacia, fomentando el respeto mutuo y la colaboración más allá de las fronteras culturales.

Casos de éxito de la PNL en entornos multiculturales

En entornos multiculturales, se ha demostrado el éxito de la aplicación de las técnicas de la PNL a través de diversas historias de éxito. Por ejemplo, en un entorno corporativo en el que colaboran equipos diversos, la PNL se ha utilizado para mejorar la comunicación intercultural y fomentar el entendimiento entre los miembros del equipo de distintos orígenes. Aplicando herramientas de PNL como el reflejo y el emparejamiento, las personas pueden establecer una relación más eficaz y salvar las diferencias culturales. Además, en las sesiones de terapia con clientes de diversos orígenes culturales, los profesionales han descubierto que las técnicas de PNL ayudan a superar las barreras lingüísticas y a generar confianza. Mediante el uso de estrategias de PNL como el metamodelado y el replanteamiento, los terapeutas han guiado con éxito a sus clientes para que replanteen sus perspectivas y consigan resultados positivos en sus viajes de desarrollo personal. Estas historias de éxito ponen de relieve el poder transformador de la PNL para promover una comunicación eficaz y construir relaciones armoniosas en contextos multiculturales.

XXIX. PNL Y APRENDIZAJE DE IDIOMAS

En el contexto de la PNL y el aprendizaje de idiomas, resulta evidente que los principios y técnicas de la PNL pueden mejorar enormemente el proceso de adquisición de un nuevo idioma. Al comprender cómo procesan e interpretan el lenguaje los individuos, se pueden aprovechar herramientas de la PNL como el modelado y los metaprogramas para optimizar las estrategias de aprendizaje de idiomas. Mediante la aplicación de la PNL, los alumnos pueden conocer mejor sus preferencias y pautas de aprendizaje, lo que les permite adaptar sus métodos de estudio en consecuencia. Además, técnicas como el reencuadre pueden ayudar a las personas a superar las barreras mentales y las creencias limitantes que pueden obstaculizar su progreso en el aprendizaje de idiomas. Al incorporar los principios de la PNL a los planes de estudio de aprendizaje de idiomas, los educadores pueden facilitar una experiencia de aprendizaje más eficiente y eficaz para los alumnos, lo que en última instancia conduce a una mejora de la competencia lingüística y las habilidades comunicativas. La integración de las metodologías de la PNL en el aprendizaje de idiomas encierra un gran potencial para revolucionar los métodos tradicionales de adquisición de idiomas y fomentar una comprensión y un dominio más profundos de las lenguas extranjeras.

Mejorar la adquisición de idiomas mediante la PNL

La PNL ofrece un marco poderoso para mejorar la adquisición del lenguaje, aprovechando la conexión entre neurología, lenguaje y comportamiento. Utilizando técnicas de PNL, las personas pueden mejorar su capacidad para comprender y comunicarse con mayor eficacia en diversos contextos. Mediante técnicas como la calibración, el anclaje y el reencuadre, las personas pueden aprender a descifrar las señales verbales y no verbales, establecer una buena relación e influir positivamente en los demás. Estas herramientas son especialmente útiles para líderes, educadores, terapeutas y cualquiera que desee superar las barreras de la comunicación. Los estudios de casos y los ejemplos prácticos sirven para ilustrar la aplicación de la PNL en el mundo real para mejorar la adquisición del lenguaje y fomentar una comunicación más clara y persuasiva. Al adoptar los principios de la PNL, las personas no sólo pueden mejorar sus habilidades lingüísticas, sino también desarrollar un enfoque más consciente y eficaz de las interacciones interpersonales. En general, la PNL ofrece un valioso conjunto de herramientas para las personas que desean reforzar sus habilidades comunicativas y cultivar relaciones más significativas.

Estrategias de PNL para profesores y alumnos de idiomas

La PNL ofrece a los profesores y alumnos de idiomas un sinfín de estrategias para mejorar sus habilidades comunicativas. Al incorporar técnicas de PNL a sus metodologías de enseñanza, los educadores pueden crear un entorno de aprendizaje más atractivo y envolvente para sus alumnos. Técnicas como el reflejo y el emparejamiento pueden ayudar a los profesores a establecer una mejor relación con sus alumnos, lo que conduce a una mejor comprensión y retención de la información. Para los estudiantes de idiomas, la PNL puede proporcionar herramientas valiosas para superar las barreras lingüísticas y mejorar su capacidad de comunicarse eficazmente en una nueva lengua. Utilizando estrategias de PNL como el anclaje y el reencuadre, los estudiantes pueden mejorar su experiencia de aprendizaje de idiomas y acelerar su progreso. En general, la PNL ofrece un enfoque único y poderoso de la enseñanza y el aprendizaje de idiomas que puede beneficiar tanto a profesores como a alumnos.

Ejemplos de mejora de las competencias lingüísticas mediante técnicas de PNL

A medida que las personas empiezan a incorporar las técnicas de la PNL en sus interacciones diarias, los resultados hablan por sí solos. La mejora de las habilidades lingüísticas es evidente en diversos contextos, lo que demuestra el poder transformador de la PNL. Por ejemplo, en entornos profesionales, los ejecutivos han informado de un mayor éxito en negociaciones y presentaciones mediante la utilización de técnicas de anclaje para evocar las emociones deseadas en su audiencia. Además, los educadores han observado una notable mejora en el compromiso de los estudiantes al aplicar métodos de replanteamiento para cambiar las perspectivas y motivar a los alumnos. En entornos terapéuticos, los clientes han encontrado avances en la comunicación y el autoconocimiento mediante prácticas de calibración, lo que ha dado lugar a sesiones más profundas y eficaces. Estos ejemplos subrayan la versatilidad y el impacto de las técnicas de PNL para mejorar las habilidades lingüísticas y fomentar una mejor comprensión y conexión entre las personas. En última instancia, la aplicación de técnicas de PNL muestra el potencial de crecimiento personal y mejora de las relaciones mediante estrategias de comunicación más intencionadas y eficaces.

XXX. PNL Y COMUNICACIÓN SANITARIA

La utilización de la PNL en el contexto de la comunicación sanitaria representa un enfoque dinámico e innovador para mejorar las interacciones entre el paciente y el proveedor y mejorar los resultados sanitarios. Al incorporar técnicas de PNL como el reflejo, el ritmo y el liderazgo, los profesionales sanitarios pueden establecer conexiones más fuertes con sus pacientes, lo que conduce a una mayor confianza, un mejor cumplimiento de los planes de tratamiento y mejores resultados generales de salud. Además, la PNL también puede aplicarse en entornos de educación sanitaria para mejorar la transmisión de información compleja de forma más accesible y atractiva. Prestando atención al lenguaje utilizado, así como a las señales no verbales, los educadores sanitarios pueden adaptar sus estrategias de comunicación para que resuenen en públicos diversos y faciliten una mejor comprensión. En general, la integración de los principios de la PNL en la comunicación sanitaria es muy prometedora para fomentar interacciones más eficaces y empáticas en los entornos sanitarios, lo que en última instancia beneficiará tanto a los proveedores como a los pacientes.

Aplicación de la PNL en entornos sanitarios

La PNL se aplica cada vez más en los entornos sanitarios para mejorar la comunicación entre el paciente y el profesional sanitario, mejorar los resultados del tratamiento y promover la curación holística. Utilizando técnicas de PNL como el reflejo, el ritmo y la guía, los profesionales sanitarios pueden establecer conexiones más fuertes con los pacientes, generar confianza y crear un entorno más empático. Mediante la escucha activa y el interrogatorio eficaz, los profesionales pueden comprender mejor las necesidades y preocupaciones de sus pacientes, lo que conduce a planes de atención más personalizados y eficaces. Además, la PNL puede utilizarse para ayudar a los pacientes a superar la ansiedad, controlar el dolor y mejorar su bienestar general mediante técnicas como la visualización y el replanteamiento positivo. Al integrar los principios de la PNL en la práctica asistencial, los profesionales no sólo pueden mejorar la satisfacción de los pacientes, sino también capacitar a las personas para que asuman un papel activo en su salud y su proceso de curación. En definitiva, la aplicación de la PNL en los entornos sanitarios es muy prometedora para mejorar la calidad de la asistencia y fomentar resultados positivos para los pacientes.

Técnicas de PNL para la comunicación con el paciente

La aplicación de técnicas de PNL en la comunicación con el paciente ha demostrado ser muy prometedora para mejorar las interacciones sanitarias. Utilizando estrategias de PNL como el reflejo, el ritmo y la guía, los profesionales sanitarios pueden establecer una mejor relación con los pacientes, lo que en última instancia mejora la satisfacción de éstos y los resultados del tratamiento. Estas técnicas permiten a los profesionales comprender mejor las perspectivas de los pacientes, comunicar empatía y crear un entorno de apoyo para la toma de decisiones compartida. Además, herramientas como el reencuadre pueden ayudar a los profesionales sanitarios a abordar situaciones complicadas o a dar noticias difíciles de un modo más compasivo y eficaz. Mediante la integración de los principios de la PNL en las prácticas de comunicación con el paciente, los profesionales sanitarios pueden cultivar una relación más positiva y colaborativa con sus pacientes, fomentando en última instancia mejores resultados sanitarios y experiencias de los pacientes.

Impacto de la PNL en los resultados sanitarios

A medida que las personas se esfuerzan por mejorar sus habilidades comunicativas, el impacto de la PNL en los resultados sanitarios adquiere cada vez más relevancia. Al comprender cómo los patrones lingüísticos y las señales no verbales afectan a las interacciones interpersonales, las personas pueden mejorar su capacidad para transmitir empatía, generar confianza y fomentar relaciones positivas. Las técnicas de PNL, como el reencuadre, pueden ayudar a las personas a replantear los pensamientos o emociones negativos que puedan estar afectando a su salud mental, lo que mejora el bienestar y la calidad de vida en general. Además, el uso de técnicas de anclaje de la PNL puede ayudar a las personas a controlar el estrés, la ansiedad y otros problemas de salud mental, creando desencadenantes o asociaciones positivas que fomenten la relajación y la regulación emocional. En última instancia, al incorporar las estrategias de la PNL a los entornos sanitarios, los profesionales pueden mejorar la comunicación con los pacientes, aumentar el cumplimiento terapéutico y, en última instancia, mejorar los resultados de salud de las personas.

XXXI. PNL Y HABILIDADES DE NEGOCIACIÓN

Las técnicas de PNL no sólo son beneficiosas para mejorar las habilidades de comunicación, sino que también pueden influir significativamente en la capacidad de negociación. Al comprender y aplicar los principios de la PNL, las personas pueden ser más expertas en la lectura de las señales verbales y no verbales durante las negociaciones, lo que les permite ajustar su enfoque para obtener mejores resultados. Técnicas como el reflejo, el ritmo y la dirección pueden ayudar a establecer una buena relación con la otra parte, fomentando una atmósfera de colaboración más propicia para alcanzar acuerdos mutuamente beneficiosos. Además, herramientas de PNL como el reencuadre pueden ayudar a cambiar las perspectivas y fomentar la resolución creativa de problemas durante las negociaciones, lo que conduce a soluciones más innovadoras. Al incorporar la PNL a las estrategias de negociación, las personas no sólo pueden mejorar sus habilidades de comunicación, sino también aumentar su eficacia en los procesos de negociación, resolución de conflictos y toma de decisiones. Así pues, la integración de la PNL y las habilidades de negociación puede ser una poderosa combinación para lograr resultados satisfactorios en diversos contextos profesionales y personales.

Estrategias de PNL para una negociación eficaz

Al incorporar las estrategias de la PNL a las técnicas de negociación, las personas pueden mejorar significativamente su eficacia a la hora de conseguir resultados mutuamente beneficiosos. Comprender el poder del lenguaje y el impacto de las señales no verbales en la comunicación es clave para negociar con éxito. Utilizar técnicas como el reflejo, el ritmo y la dirección puede ayudar a establecer una buena relación y crear una sensación de conexión con la otra parte. Además, emplear los principios de calibración puede permitir a los negociadores adaptar su estilo de comunicación en función de la información recibida, lo que permite una mayor flexibilidad y capacidad de respuesta durante el proceso de negociación. Al anclar asociaciones positivas y replantear los retos como oportunidades, los negociadores también pueden influir en la percepción y la mentalidad de la otra parte, fomentando en última instancia un entorno de negociación más colaborativo y constructivo. Estas estrategias de PNL ofrecen un amplio conjunto de herramientas para mejorar las habilidades de negociación y fomentar interacciones más significativas y productivas en diversos contextos.

Papel de los patrones lingüísticos en la negociación

El papel de los patrones lingüísticos en la negociación no puede subestimarse cuando se consideran los entresijos de una comunicación eficaz. El lenguaje es una herramienta poderosa para modelar las percepciones, establecer una buena relación e influir en los resultados de las negociaciones. Las palabras tienen la capacidad de generar confianza, establecer puntos en común y transmitir ideas complejas de forma sucinta. Además, la elección de los patrones lingüísticos puede influir en el tono y la dirección de una negociación, fomentando la cooperación o intensificando el conflicto. Empleando los principios de la PNL, los negociadores pueden utilizar estratégicamente el lenguaje para establecer una conexión emocional positiva, influir en los procesos de toma de decisiones y sortear posibles obstáculos con delicadeza. Mediante la comprensión de cómo los patrones lingüísticos pueden moldear las interacciones, las personas pueden mejorar sus habilidades de negociación, cultivar mejores relaciones y lograr resultados mutuamente beneficiosos. El arte de la negociación reside no sólo en lo que se dice, sino en cómo se dice, lo que demuestra el importante papel que desempeñan los patrones lingüísticos en el éxito de la comunicación y la resolución de conflictos.

Casos prácticos de negociaciones con éxito utilizando la PNL

La exploración de negociaciones exitosas utilizando la PNL revela el impacto transformador de las técnicas de la PNL en la dinámica de la comunicación. Al profundizar en estudios de casos de personas que han aplicado eficazmente los principios de la PNL a sus estrategias de negociación, surge un patrón claro. Los profesionales han sido capaces de establecer una relación sólida, calibrar con precisión las respuestas de sus interlocutores y replantear hábilmente los retos para convertirlos en oportunidades de beneficio mutuo. Estos ejemplos ilustran el poder de la PNL para fomentar el entendimiento, la confianza y la colaboración en negociaciones de alto riesgo. Utilizando técnicas de anclaje para influir en los estados emocionales y reformulando el lenguaje para modificar las perspectivas, los negociadores han logrado resultados notables en diversos entornos. Estos casos prácticos constituyen una prueba convincente de la eficacia de la PNL para mejorar las habilidades de comunicación y lograr resultados positivos en negociaciones complejas.

XXXII. PNL Y ATENCIÓN AL CLIENTE

La integración de técnicas de PNL en el servicio de atención al cliente puede revolucionar la forma en que las empresas interactúan con sus clientes. Al comprender el poder del lenguaje, la tonalidad y el lenguaje corporal, los representantes del servicio de atención al cliente pueden establecer una relación sólida con los clientes, lo que aumenta su satisfacción y fidelidad. Herramientas de PNL como el reflejo y el emparejamiento pueden ayudar a establecer una conexión más profunda con los clientes, permitiendo a los representantes adaptar su estilo de comunicación para satisfacer mejor las necesidades del cliente. Además, la capacidad de replantear las situaciones puede convertir las interacciones potencialmente negativas con los clientes en experiencias positivas, poniendo de manifiesto la importancia de una comunicación eficaz para calmar las situaciones tensas. Cuando se aplica eficazmente, la PNL en el servicio de atención al cliente no sólo puede mejorar la experiencia general del cliente, sino también la satisfacción y la productividad de los empleados, creando una situación beneficiosa tanto para la empresa como para su clientela.

Mejorar las interacciones con los clientes mediante la PNL

En el mundo actual, acelerado e impulsado por la tecnología, mejorar las interacciones con los clientes es primordial para las empresas que pretenden establecer relaciones sólidas y fomentar la fidelidad. Una forma eficaz de conseguirlo es mediante el uso de técnicas de PNL. Al aprovechar las herramientas de PNL, las empresas pueden obtener información valiosa sobre los sentimientos, preferencias y necesidades de los clientes, lo que les permite adaptar sus interacciones de forma más personalizada y significativa. La PNL puede ayudar a las empresas a analizar grandes cantidades de datos de clientes, extraer información valiosa y generar perspectivas procesables para mejorar el servicio y la satisfacción del cliente. Además, la PNL puede facilitar tiempos de respuesta más rápidos, automatizar procesos y proporcionar asistencia en tiempo real a los clientes, lo que en última instancia conduce a una experiencia del cliente más fluida y eficiente. Al incorporar la PNL a las interacciones con los clientes, las empresas no sólo pueden mejorar la comunicación, sino también fomentar conexiones más fuertes con sus clientes, impulsando el éxito y el crecimiento a largo plazo.

Técnicas de PNL para la satisfacción del cliente

En el ámbito de la satisfacción del cliente, las técnicas de PNL encierran un inmenso potencial para las empresas que buscan mejorar sus estrategias de comunicación. Al incorporar los principios de la PNL a las interacciones con los clientes, las empresas pueden comprender mejor sus necesidades y preferencias, lo que se traduce en una mayor satisfacción general. Técnicas como el reflejo, el ritmo y el emparejamiento pueden ayudar a establecer una buena relación con los clientes, fomentando un sentimiento de confianza y comprensión. Además, la utilización de métodos de PNL como el reencuadre puede ayudar a resolver posibles conflictos o malentendidos, lo que en última instancia conduce a resultados más positivos para ambas partes implicadas. Mediante la aplicación eficaz de estas herramientas de

PNL, las empresas pueden crear una experiencia más personalizada y atractiva para sus clientes, allanando el camino para una mayor fidelidad y repetición del negocio. En general, la aplicación de técnicas de PNL en las interacciones con los clientes tiene el potencial de transformar el panorama de la satisfacción del cliente y la gestión de las relaciones en el competitivo mercado actual.

Ejemplos de mejora del servicio al cliente mediante la PNL

En el ámbito de la atención al cliente, la PNL ha demostrado ser una herramienta valiosa para mejorar las interacciones y construir relaciones sólidas con los clientes. Un ejemplo de cómo la PNL puede mejorar la atención al cliente es mediante el uso de técnicas de reflejo y correspondencia. Al reflejar sutilmente el lenguaje corporal, el tono de voz o las frases clave de un cliente, un agente de servicio puede establecer una relación y crear una sensación de conexión. Esto puede aumentar la confianza y mejorar la comunicación, mejorando en última instancia la experiencia general del cliente. Además, pueden utilizarse técnicas de PNL, como el ritmo y la dirección, para guiar a los clientes en conversaciones difíciles o ayudarles a ver las cosas desde otra perspectiva. Al emplear eficazmente las estrategias de la PNL, las empresas no sólo pueden resolver los problemas de los clientes con más eficacia, sino también crear una experiencia positiva y memorable que fomente la lealtad y la satisfacción de los clientes.

XXXIII. PNL Y DESARROLLO ORGANIZATIVO

La PNL ofrece valiosas herramientas para el desarrollo organizativo al mejorar la comunicación en el entorno empresarial. Mediante técnicas como la calibración, el anclaje y el reencuadre, los líderes pueden comprender mejor las perspectivas y motivaciones de los miembros de su equipo. Utilizando la PNL en contextos organizativos, los directivos pueden crear compenetración, resolver conflictos e inspirar el trabajo en equipo. Los estudios de casos demuestran cómo se ha aplicado con éxito la PNL en diversos sectores para mejorar el compromiso y la productividad de los empleados. Además, la PNL puede ayudar a las organizaciones a adaptarse al cambio con mayor eficacia, fomentando una cultura de comunicación abierta y flexibilidad. Al integrar las prácticas de la PNL en los programas de desarrollo del liderazgo, las empresas pueden crear una plantilla más cohesionada y resistente. En definitiva, la PNL puede ser una poderosa herramienta para el crecimiento y el éxito de las organizaciones en el panorama empresarial actual, en rápida evolución.

El papel de la PNL en el cambio organizativo

A medida que las organizaciones se esfuerzan por navegar por las complejidades de un panorama empresarial en constante evolución, no se puede subestimar el papel de la PNL para facilitar el cambio organizativo. Las técnicas de PNL ofrecen un marco poderoso para mejorar la comunicación, fomentar la empatía e impulsar la transformación positiva dentro de los equipos y entre los departamentos. Utilizando herramientas de PNL como los patrones de lenguaje, las posiciones perceptivas y el metamodelado, los líderes pueden comunicar eficazmente visiones, inspirar motivación y promover una cultura de colaboración e innovación. Un aspecto clave del impacto de la PNL en el cambio organizativo reside en su capacidad para descubrir creencias, valores y actitudes subyacentes que pueden estar obstaculizando el progreso o fomentando la resistencia al cambio. Mediante intervenciones específicas y estratégicas, la PNL puede ayudar a los líderes a superar las barreras de comunicación, generar confianza y crear un entorno más propicio para el éxito de las iniciativas de cambio. Adoptar la PNL en las organizaciones puede conducir a un mayor compromiso de los empleados, un mejor rendimiento y un crecimiento sostenible en el dinámico entorno empresarial actual.

Técnicas para mejorar la comunicación organizativa

En la búsqueda de la mejora de la comunicación organizativa, la utilización de técnicas de PNL ha surgido como una poderosa herramienta. Al profundizar en conceptos como la calibración, el anclaje y el reencuadre, las personas pueden afinar sus habilidades de comunicación para establecer conexiones más fuertes y transmitir sus mensajes con mayor eficacia. Mediante la aplicación cuidadosa de estas técnicas, los líderes organizativos pueden crear un entorno de trabajo más cohesionado y productivo, en el que los miembros del equipo se sientan escuchados y valorados. Además, las estrategias de PNL pueden ayudar a mejorar la resolución de conflictos, la negociación y los procesos generales de toma de decisiones dentro de la organización. Al incorporar técnicas de PNL a su repertorio de comunicación, las personas no sólo pueden mejorar su propia eficacia, sino también contribuir a una cultura organizativa más positiva y armoniosa. En última instancia, el dominio de estas técnicas puede conducir a la mejora de las relaciones, el aumento de la productividad y el éxito general dentro del contexto organizativo.

Casos prácticos de desarrollo organizativo mediante PNL

El desarrollo organizativo mediante el uso de la PNL ha sido un tema de interés para muchos investigadores y profesionales que buscan mejorar la comunicación y la eficacia dentro de sus respectivas organizaciones. Los estudios de casos han demostrado cómo pueden aplicarse con éxito las técnicas de la PNL para abordar retos específicos y lograr los resultados deseados. Por ejemplo, un estudio de caso en un entorno corporativo puede demostrar cómo herramientas de PNL como los metaprogramas y el metamodelado pueden ayudar a los líderes a comprender y motivar a los miembros de su equipo con mayor eficacia. Aplicando estas técnicas, las organizaciones pueden mejorar el compromiso de los empleados, aumentar la productividad y fomentar una cultura laboral más positiva. Estos estudios de casos sirven como valiosos ejemplos de la aplicación práctica de los principios de la PNL en escenarios del mundo real, proporcionando una visión del poder transformador de la PNL en contextos organizativos. A medida que más organizaciones reconozcan las ventajas de utilizar la PNL para el desarrollo organizativo, estos estudios de casos seguirán ofreciendo valiosas perspectivas e inspiración para quienes deseen aplicar las técnicas de la PNL en sus propios entornos laborales.

XXXIV. PNL Y DESARROLLO PERSONAL

Al integrar las técnicas de la PNL en el desarrollo personal, las personas pueden obtener herramientas inestimables para mejorar sus habilidades de comunicación y lograr el crecimiento personal. La PNL ofrece un marco completo para comprender y mejorar cómo interactuamos con los demás, tanto verbal como no verbalmente. Conceptos como la calibración, el anclaje y el reencuadre proporcionan estrategias prácticas para crear compenetración, resolver conflictos e influir positivamente en los demás. Mediante la aplicación de técnicas de PNL, las personas pueden superar las barreras de la comunicación, desarrollar un sentido más profundo de la empatía y fomentar relaciones más sólidas en todos los ámbitos de la vida. Este enfoque holístico del desarrollo personal no sólo mejora la capacidad de comunicación, sino que también fomenta la autorreflexión y la atención plena en las interacciones. Al incorporar los principios de la PNL a las prácticas cotidianas, las personas pueden cultivar hábitos de comunicación más eficaces, lo que conduce a una mayor realización y éxito personales. De este modo, la PNL sirve como una poderosa herramienta de crecimiento y transformación personal.

Superación personal mediante técnicas de PNL

La PNL ofrece un potente conjunto de herramientas para la superación personal, la mejora de las habilidades de comunicación y el fomento del crecimiento personal. Al profundizar en las técnicas de la PNL, las personas pueden conocer mejor sus propios patrones de pensamiento, comportamiento y uso del lenguaje.

Mediante prácticas como la visualización, el replanteamiento de creencias negativas y el establecimiento de objetivos alcanzables, la PNL capacita a las personas para liberarse de creencias limitadoras y cultivar una mentalidad más positiva. La utilización de técnicas de PNL puede conducir a un mayor conocimiento de uno mismo, a la mejora de las relaciones interpersonales y a una mayor eficacia en diversos ámbitos de la vida. Además, la PNL proporciona estrategias para gestionar el estrés, superar obstáculos y alcanzar el éxito personal. Al incorporar las prácticas de la PNL a las rutinas diarias, las personas pueden aprovechar todo su potencial, cultivar la resiliencia y crear cambios significativos en sus vidas. Así pues, la superación personal mediante técnicas de PNL puede allanar el camino hacia la transformación personal y la mejora del bienestar.

PNL para la fijación de objetivos y el crecimiento personal

A medida que los individuos se esfuerzan por el crecimiento personal y luchan por alcanzar sus objetivos, la PNL surge como una valiosa herramienta para navegar por las complejidades de la mente y el comportamiento humanos. Utilizando técnicas de PNL para establecer objetivos, las personas pueden mejorar su autoconciencia, aclarar sus objetivos y establecer una hoja de ruta eficaz para progresar. La PNL proporciona un marco para identificar las creencias limitantes, replantear los patrones de pensamiento negativos y cultivar una mentalidad positiva que conduzca al crecimiento y al éxito. Mediante técnicas como la visualización, el modelado y el establecimiento de resultados bien formados, las personas pueden crear una visión clara de sus objetivos y dar pasos procesables hacia su consecución. La

PNL también hace hincapié en el poder del lenguaje y la comunicación para moldear nuestra realidad, animando a las personas a utilizar un lenguaje empoderador, establecer objetivos SMART (Específicos, Mensurables, Alcanzables, Relevantes y Limitados en el Tiempo) y aprovechar el poder de la persuasión para influir positivamente en sí mismas y en los demás. En esencia, la PNL es un poderoso aliado en el camino hacia el desarrollo personal, pues ofrece una profunda comprensión de la mente subconsciente y las herramientas para aprovechar su potencial de cambio transformador.

Historias de éxito de transformación personal con PNL

En el ámbito de la transformación personal, la PNL ha generado numerosas historias de éxito que demuestran su eficacia para fomentar el cambio positivo. Al centrarse en elementos clave como la calibración, el anclaje y el replanteamiento, las personas han sido capaces de replantear su mentalidad y su comportamiento, allanando el camino para un crecimiento personal significativo. Por ejemplo, los líderes han utilizado técnicas de PNL para mejorar la comunicación con sus equipos, lo que ha mejorado la colaboración y la productividad. Los educadores han aprovechado la PNL para conectar mejor con los alumnos, creando un entorno de aprendizaje propicio. Los terapeutas han empleado estrategias de PNL para ayudar a sus clientes a superar creencias autolimitadoras y lograr avances en su camino hacia la salud mental. Estas anécdotas subrayan la versatilidad y el poder de la PNL para facilitar transformaciones profundas, demostrando su eficacia en diversos contextos. A través de estas historias de éxito, se inspira a las personas a aprovechar las herramientas de la PNL para actualizar su potencial y cultivar un cambio significativo en sus vidas.

XXXV. PNL Y COACHING DEPORTIVO

A medida que la PNL sigue ganando reconocimiento por su profundo impacto en las estrategias de comunicación, su aplicación en el ámbito del entrenamiento deportivo es cada vez más frecuente. Los entrenadores están descubriendo que los principios de la PNL pueden ser inestimables para mejorar el rendimiento de los deportistas, potenciar la dinámica de equipo y fomentar una mentalidad ganadora. Aprovechando técnicas como los patrones de lenguaje, el reflejo y las posiciones perceptivas, los entrenadores pueden comunicarse eficazmente con los deportistas, motivarlos para que alcancen su máximo potencial y facilitar la resiliencia mental ante la adversidad. Además, herramientas de la PNL como la visualización y el establecimiento de objetivos pueden ayudar a mejorar la concentración, la confianza y la fortaleza mental general de los deportistas. Mediante la integración de la PNL en el entrenamiento deportivo, se está explorando una nueva frontera de comprensión y optimización del rendimiento humano, abriendo posibilidades para que los atletas y los equipos alcancen nuevas cotas en sus esfuerzos competitivos.

Aplicación de la PNL en la psicología del deporte

La PNL ha encontrado una valiosa aplicación en el campo de la psicología del deporte, donde puede influir significativamente en el rendimiento y el bienestar mental de los deportistas. Aprovechando las técnicas de la PNL, los psicólogos deportivos pueden ayudar a los deportistas a superar las barreras mentales, mejorar la concentración y su mentalidad general. Técnicas como la visualización, el anclaje y el reencuadre pueden ayudar a los deportistas a aumentar su confianza, controlar el estrés y alcanzar niveles máximos de rendimiento. Mediante la PNL, los deportistas pueden desarrollar una mayor conciencia de sí mismos, fijar objetivos eficaces y cultivar una mentalidad ganadora. Además, la PNL puede facilitar una mejor comunicación entre entrenadores y deportistas, fomentando una relación de apoyo y constructiva esencial para el éxito deportivo. En última instancia, la aplicación estratégica de la PNL en la psicología del deporte no sólo mejora el rendimiento, sino que también contribuye a la resiliencia y el bienestar psicológicos generales de los deportistas.

Técnicas para mejorar el rendimiento deportivo

En el ámbito de la mejora del rendimiento atlético, se han desarrollado diversas técnicas para ayudar a los atletas a alcanzar todo su potencial. Una de estas técnicas es la visualización, en la que los deportistas ensayan mentalmente sus resultados deseados con todo detalle, creando una poderosa conexión mente-cuerpo. Además, la fijación de objetivos desempeña un papel crucial en la mejora del rendimiento, ya que proporciona a los deportistas una dirección clara y la motivación para superar sus límites. Otra técnica eficaz es el uso de la autoconversación positiva, que ayuda a los atletas a cultivar una mentalidad fuerte y a aumentar sus niveles de confianza. Además, la incorporación de prácticas adecuadas de nutrición e hidratación puede optimizar el rendimiento físico y la recuperación, permitiendo a los atletas mantener niveles máximos de rendimiento. En general, empleando una combinación de estas técnicas, los atletas pueden mejorar su rendimiento, alcanzar sus objetivos y destacar en sus respectivos deportes.

Ejemplos de PNL en el coaching deportivo profesional

La PNL ha encontrado aplicaciones en el entrenamiento deportivo profesional, revolucionando la forma en que atletas y entrenadores se comunican y rinden. Utilizando técnicas de PNL, los entrenadores pueden comprender mejor la mentalidad de sus deportistas, adaptar sus comentarios a los estilos de aprendizaje individuales y motivarlos eficazmente. Por ejemplo, utilizando técnicas de anclaje, los entrenadores pueden ayudar a los deportistas a entrar en un estado de máximo rendimiento asociando señales mentales específicas con estados físicos y emocionales óptimos. Mediante el reencuadre, los entrenadores pueden ayudar a los deportistas a cambiar su perspectiva sobre los retos, convirtiendo los contratiempos en oportunidades de aprendizaje. Además, la calibración permite a los entrenadores leer pistas sutiles en el lenguaje corporal y el tono de voz, lo que les permite realizar ajustes en tiempo real en su enfoque de entrenamiento. En general, la integración de la PNL en el entrenamiento deportivo profesional ha demostrado mejorar las relaciones entre deportistas y entrenadores, mejorar el rendimiento y contribuir a una experiencia más satisfactoria y satisfactoria para todos los implicados.

XXXVI. PNL Y CREATIVIDAD

Un aspecto significativo de la PNL que ha llamado la atención es su relación con la creatividad. Al mejorar las habilidades de comunicación, la PNL puede liberar el potencial creativo de una persona y facilitar la generación de ideas innovadoras. Mediante técnicas como el reencuadre, las personas pueden ver las situaciones desde perspectivas diferentes, fomentando un enfoque más abierto a la resolución de problemas y la generación de ideas. Las técnicas de anclaje también pueden utilizarse para acceder a estados de recursos, aumentando la confianza y estimulando el pensamiento creativo. Además, la PNL ayuda a establecer una relación sólida con los demás, creando un entorno de apoyo en el que la creatividad puede florecer a través de la colaboración y las ideas compartidas. Al incorporar los principios de la PNL al proceso creativo, las personas pueden acceder a su subconsciente, liberar su creatividad y aprovechar el poder de la comunicación eficaz para dar vida a sus ideas. De este modo, la PNL sirve como valiosa herramienta para potenciar la creatividad y la innovación en diversos ámbitos.

Potenciar los procesos creativos mediante la PNL

A medida que las personas se esfuerzan por mejorar sus procesos creativos, la PNL surge como una poderosa herramienta para liberar el potencial sin explotar. Al comprender cómo influyen el lenguaje y la percepción en los patrones de pensamiento, los profesionales pueden remodelar su forma de abordar los problemas y generar soluciones innovadoras. Las técnicas de la PNL proporcionan un marco para superar las barreras mentales, promover la flexibilidad de pensamiento y fomentar un enfoque más abierto de la creatividad. Mediante la práctica del anclaje de experiencias positivas, el replanteamiento de creencias limitantes y el perfeccionamiento de las habilidades de comunicación, las personas pueden cultivar una mentalidad propicia a la creatividad y la innovación. Al integrar la PNL en las prácticas diarias, las personas pueden aprovechar el poder de su mente subconsciente, explotar su creatividad y dar rienda suelta a una gran cantidad de ideas innovadoras. En última instancia, al potenciar los procesos creativos mediante la PNL, las personas pueden afrontar los retos con mayor perspicacia, adaptabilidad y un mayor sentido de la imaginación.

Técnicas de PNL para el pensamiento creativo

Las técnicas de PNL ofrecen un enfoque único e innovador para fomentar el pensamiento creativo. Aprovechando el poder del lenguaje, las imágenes y la percepción sensorial, las personas pueden romper eficazmente las barreras mentales y liberar su potencial creativo. Utilizando técnicas como el modelado, el reencuadre y la agudeza sensorial, la PNL proporciona un marco para mejorar la flexibilidad cognitiva y ampliar las capacidades de resolución de problemas. Mediante la práctica de la visualización y el pensamiento metafórico, las personas pueden generar ideas novedosas, pensar con originalidad y abordar los retos desde una perspectiva nueva. Además, las técnicas de PNL pueden utilizarse para mejorar la colaboración y los procesos de lluvia de ideas, fomentando un entorno de trabajo creativo y sinérgico. Al incorporar las prácticas de la PNL a su repertorio, las personas pueden cultivar una mentalidad más innovadora, lo que conduce a una mayor adaptabilidad, resistencia y creatividad tanto en el ámbito profesional como en el personal.

Casos prácticos de mejora de la creatividad mediante PNL

Al estudiar la aplicación de la PNL para la mejora de la creatividad, han surgido varios estudios de casos intrigantes. Estos casos muestran cómo individuos de diversos campos han aprovechado eficazmente las técnicas de la PNL para mejorar sus capacidades creativas. Mediante el uso de métodos de PNL como el modelado de la excelencia, el replanteamiento de las creencias limitantes y la utilización de la agudeza sensorial, estas personas fueron capaces de superar los bloqueos creativos, generar ideas nuevas y abordar los retos desde nuevas perspectivas. Por ejemplo, una diseñadora gráfica que luchaba contra el estancamiento creativo encontró una inspiración renovada aplicando técnicas de PNL para cambiar su mentalidad y aprovechar su creatividad innata. Del mismo modo, un desarrollador de software pudo mejorar su capacidad para resolver problemas utilizando la PNL para replantear los obstáculos como oportunidades de innovación. Estos estudios de casos ponen de relieve el poder transformador de la PNL para fomentar la creatividad y desbloquear nuevos niveles de innovación.

XXXVII. PNL Y GESTIÓN DE CONFLICTOS

A medida que el intrincado mundo de la PNL se despliega en las páginas de este libro, surge una aplicación especialmente intrigante en el ámbito de la gestión de conflictos. En este capítulo, se dilucida la relación sinérgica entre las técnicas de PNL y las estrategias de resolución de conflictos. Al perfeccionar las habilidades de escucha activa, comunicación empática y comprensión de los patrones de comportamiento, las personas pueden utilizar la PNL para sortear situaciones tensas con delicadeza y sensibilidad. A través de la lente de la PNL, el conflicto se replantea no como una batalla que hay que ganar, sino como una oportunidad para el entendimiento y el crecimiento mutuos. Pueden emplearse técnicas como el reflejo, el ritmo y la dirección para establecer una buena relación y desactivar las hostilidades, allanando el camino para un diálogo constructivo y la resolución. Al capacitar a las personas para descifrar las motivaciones y dinámicas subyacentes a los conflictos, la PNL las dota de herramientas para fomentar la armonía, generar confianza y cultivar relaciones más sólidas tanto en el ámbito personal como en el profesional.

Estrategias de PNL para gestionar conflictos interpersonales

La PNL ofrece diversas estrategias para gestionar eficazmente los conflictos interpersonales. Utilizando técnicas como el reflejo y el emparejamiento, los individuos pueden establecer una sensación de compenetración y conexión con los demás, sentando las bases para un diálogo constructivo. Además, el concepto de replanteamiento es fundamental para cambiar las perspectivas y encontrar un terreno común en situaciones conflictivas. Mediante la PNL, las personas pueden comprender mejor sus propios patrones de comunicación y aprender a ajustar su comportamiento para promover el entendimiento y la resolución. Al identificar y abordar las creencias y valores subyacentes, las técnicas de PNL pueden ayudar a navegar por los conflictos con empatía y claridad, lo que conduce a relaciones más armoniosas y resultados satisfactorios. En última instancia, al integrar las estrategias de la PNL en las prácticas de gestión de conflictos, las personas pueden cultivar un nivel más profundo de comunicación y colaboración en diversos contextos sociales y profesionales.

Técnicas para una mediación eficaz en los conflictos

Al considerar las técnicas para la mediación eficaz de conflictos en el ámbito de la PNL, es fundamental comprender el poder del replanteamiento para cambiar las perspectivas y encontrar un terreno común. Al animar a las personas implicadas en un conflicto a replantear su comprensión de la situación, los profesionales de la PNL pueden ayudarles a ver el problema desde distintos ángulos y a identificar posibles soluciones de forma colaborativa. Además, las técnicas de anclaje pueden utilizarse para desescalar situaciones tensas y redirigir las emociones hacia un diálogo más constructivo. Mediante el uso de anclajes, como palabras o gestos tranquilizadores, los mediadores pueden guiar a las partes en conflicto hacia un estado de calma y receptividad, fomentando un entorno propicio para la resolución. Además, la calibración desempeña un papel fundamental en la mediación de conflictos, al permitir a los profesionales leer e interpretar las sutiles pistas y señales emitidas por las personas en conflicto, lo que permite una comprensión más profunda de sus emociones y necesidades subyacentes. Al incorporar estas técnicas de PNL a las prácticas de mediación de conflictos, las personas pueden cultivar estrategias de comunicación eficaces y facilitar la resolución de conflictos de forma más armoniosa y sostenible.

Ejemplos de resolución de conflictos mediante PNL

Los ejemplos de resolución de conflictos mediante la PNL muestran el poder del lenguaje y la percepción para calmar situaciones tensas y fomentar el entendimiento. Utilizando técnicas como el reflejo y el emparejamiento, las personas pueden establecer compenetración y empatía, creando una atmósfera propicia para resolver disputas. Por ejemplo, un directivo que se enfrente a un conflicto entre dos miembros de un equipo puede emplear estrategias de PNL para alinear sus estilos de comunicación, identificar puntos en común y facilitar un diálogo constructivo. Además, replantear las interpretaciones o creencias negativas puede ayudar a cambiar las perspectivas y fomentar el respeto mutuo, lo que en última instancia conduce a una resolución más armoniosa. Mediante la PNL, las personas no sólo pueden abordar los conflictos con eficacia, sino también cultivar relaciones más sólidas basadas en la confianza, la empatía y la comunicación eficaz. Estos ejemplos ponen de relieve el potencial transformador de la PNL para afrontar los retos interpersonales y fomentar soluciones colaborativas.

XXXVIII. PNL Y TOMA DE DECISIONES

En el ámbito de la PNL, los procesos de toma de decisiones pueden mejorarse significativamente mediante la aplicación de diversas técnicas y estrategias. Al aprovechar los principios de la PNL, las personas pueden desarrollar una comprensión más profunda de sus propios patrones y sesgos cognitivos, lo que les permite tomar decisiones más informadas y racionales. Técnicas como el anclaje y el reencuadre pueden ayudar a las personas a superar creencias limitadoras o barreras emocionales que pueden impedir una toma de decisiones eficaz. Además, la PNL puede ayudar a mejorar las habilidades de comunicación, que son esenciales para navegar por escenarios complejos de toma de decisiones. Mediante el cultivo de habilidades para establecer relaciones y la capacidad de interpretar con precisión las señales verbales y no verbales, las personas pueden mejorar su capacidad para influir en los resultados y tomar decisiones que se ajusten a sus objetivos y valores. En general, la integración de la PNL en el proceso de toma de decisiones ofrece un marco poderoso para mejorar la claridad cognitiva y la eficacia en la navegación por las complejidades de la vida moderna.

Mejorar la capacidad de toma de decisiones con la PNL

La PNL ofrece un potente conjunto de herramientas para mejorar las habilidades de toma de decisiones, proporcionando a las personas la capacidad de comprender e influir en sus propios procesos de pensamiento. Utilizando técnicas como el replanteamiento y el anclaje, las personas pueden replantear sus perspectivas sobre diversas situaciones y anclar emociones positivas a desencadenantes específicos, lo que les permite tomar decisiones más informadas y eficaces. La PNL también ayuda a las personas a reconocer y abordar las creencias limitantes y los prejuicios inconscientes que pueden obstaculizar su capacidad para tomar decisiones, lo que en última instancia conduce a elecciones más seguras y racionales. Mediante la exploración y aplicación de los principios de la PNL, las personas pueden desarrollar una conciencia más profunda de sus patrones cognitivos y mejorar su capacidad para tomar decisiones que se ajusten a sus objetivos y valores. Al perfeccionar estas habilidades, las personas pueden enfrentarse a situaciones complejas y difíciles con claridad y determinación, mejorando en última instancia su éxito y bienestar generales.

Técnicas de PNL para pensar con más claridad

La integración de técnicas de PNL en nuestros procesos cognitivos puede mejorar significativamente la claridad de pensamiento. Utilizando estrategias como la calibración, el anclaje y el reencuadre, las personas pueden adquirir una comprensión más profunda de sus propios pensamientos y emociones, lo que conduce a una toma de decisiones más coherente y racional. La PNL hace hincapié en la importancia de prestar atención a las señales verbales y no verbales, lo que permite a las personas interpretar y responder mejor a las distintas formas de comunicación. A través de estudios de casos y ejemplos prácticos, se pone de manifiesto cómo estas técnicas pueden aplicarse eficazmente en diversas situaciones, desde funciones de liderazgo hasta relaciones personales. Al poner en práctica los principios de la PNL, las personas pueden refinar sus procesos de pensamiento, mitigar los sesgos cognitivos y fomentar una comunicación más eficaz con los demás. En última instancia, el dominio de las técnicas de la PNL ofrece un camino hacia un pensamiento más claro y una mayor agudeza mental en todas las facetas de la vida.

Casos prácticos de mejora de la toma de decisiones mediante PNL

La PNL se ha utilizado en varios estudios de casos para mejorar los procesos de toma de decisiones. Aprovechando las técnicas de la PNL, las personas han podido mejorar su capacidad para interpretar y responder a distintas situaciones con eficacia. Por ejemplo, mediante el uso de estrategias como el reencuadre y el anclaje, los líderes han podido tomar decisiones más informadas en entornos de gran presión. Los educadores también han descubierto que la PNL es beneficiosa para comprender las preferencias de aprendizaje de los alumnos y adaptar sus métodos de enseñanza en consecuencia. Además, los terapeutas han utilizado la PNL para ayudar a los pacientes a superar los sesgos cognitivos y tomar decisiones más saludables. Estos estudios de casos ponen de relieve la versatilidad de la PNL para mejorar la toma de decisiones en diversos campos, destacando su papel en el fomento de una comunicación más clara, mejores relaciones y resultados más satisfactorios. Estudiando estos ejemplos del mundo real, las personas pueden comprender mejor las aplicaciones prácticas de la PNL y su potencial para transformar a mejor los procesos de toma de decisiones.

XXXIX. PNL Y LA GESTIÓN DEL ESTRÉS

En el ámbito de la gestión del estrés, la PNL ofrece un potente conjunto de herramientas y técnicas que pueden ayudar a las personas a manejar y aliviar eficazmente los factores estresantes. Utilizando técnicas como replantear las experiencias negativas, construir anclajes que evoquen emociones positivas y calibrar las propias respuestas a las situaciones estresantes, la PNL capacita a las personas para tomar el control de sus reacciones y su mentalidad. Mediante la práctica de la PNL, las personas pueden desarrollar una mayor conciencia de sí mismas, identificar los desencadenantes del estrés y cultivar estrategias para gestionarlos y mitigarlos. Al perfeccionar sus habilidades de comunicación utilizando los principios de la PNL, las personas también pueden mejorar su capacidad para transmitir sus sentimientos, necesidades y límites de forma clara y asertiva, reduciendo los malentendidos y los conflictos que pueden contribuir a elevar los niveles de estrés. En general, la integración de la PNL en las técnicas de gestión del estrés puede proporcionar a las personas un enfoque global para cultivar la resiliencia, la inteligencia emocional y el bienestar general.

Técnicas de PNL para reducir el estrés

Una aplicación notable de las técnicas de PNL es en el ámbito de la reducción del estrés. Aprovechando el poder de la PNL, las personas pueden aprender a controlar y aliviar el estrés reprogramando sus patrones de pensamiento y sus respuestas. Una técnica clave de la PNL para reducir el estrés es la visualización, en la que se guía a las personas para que creen imágenes mentales positivas que contrarresten las emociones negativas asociadas al estrés. Además, prácticas de PNL como el anclaje y el reencuadre pueden ayudar a las personas a cambiar su perspectiva sobre los factores estresantes y a desarrollar mecanismos de afrontamiento más adaptativos. Mediante el uso de técnicas de PNL, las personas pueden desarrollar un mayor sentido de autoconciencia y control sobre sus pensamientos y emociones, lo que en última instancia conduce a una reducción de los niveles de estrés y a una mejora del bienestar general. Al incorporar la PNL a sus rutinas diarias, las personas pueden cultivar una mentalidad más resistente y afrontar mejor los retos que plantean los factores estresantes de hoy en día.

Papel de la PNL en la gestión del estrés emocional

En el ámbito de la gestión del estrés emocional, la PNL desempeña un papel fundamental al proporcionar a las personas herramientas y técnicas para mejorar su bienestar emocional. Mediante la utilización de estrategias de PNL, como el replanteamiento de los pensamientos negativos, el anclaje de las emociones positivas y la aplicación de patrones de comunicación eficaces, las personas pueden gestionar y reducir eficazmente el estrés emocional. Mediante la práctica de la PNL, las personas pueden adquirir un conocimiento más profundo de sus patrones de pensamiento y sus comportamientos, lo que conduce a una mejor autoconciencia y regulación emocional. La PNL ofrece métodos prácticos para cambiar de perspectiva, modificar las creencias y desarrollar la resiliencia ante situaciones difíciles. Al incorporar la PNL a sus rutinas diarias, las personas pueden cultivar una mentalidad más positiva, aumentar la inteligencia emocional y, en última instancia, experimentar una mayor estabilidad emocional en sus vidas. En general, la PNL es una herramienta valiosa para capacitar a las personas para navegar y superar eficazmente los factores de estrés emocional.

Ejemplos de gestión del estrés con PNL

Al incorporar técnicas de PNL, las personas pueden gestionar eficazmente el estrés y mejorar su bienestar general. Utilizando técnicas como el anclaje, las personas pueden crear desencadenantes positivos que les ayuden a mantener la calma y la concentración en situaciones difíciles. Aprendiendo a replantear los patrones de pensamiento negativos, las personas pueden cambiar su perspectiva y reducir el impacto de los factores estresantes. Además, la práctica de técnicas de atención plena y visualización puede ayudar a las personas a estar presentes y mantener una sensación de control en situaciones estresantes. Mediante el uso de la PNL, las personas pueden desarrollar un mejor autoconocimiento y habilidades de regulación emocional, lo que les permite afrontar el estrés con mayor eficacia. En última instancia, la integración de la PNL en las estrategias de gestión del estrés proporciona a las personas herramientas poderosas para cultivar la resiliencia, mejorar sus mecanismos de afrontamiento y mejorar su calidad de vida en general.

XL. PNL Y CREACIÓN DE EQUIPOS

La PNL ofrece un enfoque único para la creación de equipos, al centrarse en mejorar la comunicación y el entendimiento entre sus miembros. Al integrar técnicas de PNL como la calibración, el anclaje y el reencuadre, los jefes de equipo pueden fomentar un entorno de trabajo más cohesionado y productivo. Mediante el proceso de calibración, los miembros del equipo pueden sintonizar mejor con las señales verbales y no verbales de los demás, lo que mejora la comprensión y la empatía. El anclaje permite a los jefes de equipo crear asociaciones positivas dentro del equipo, reforzando la motivación y la colaboración. Además, el reencuadre permite a los miembros del equipo ver los retos desde perspectivas diferentes, fomentando la resolución creativa de problemas y conflictos. Los estudios de casos y los ejemplos prácticos ponen de relieve cómo pueden utilizarse eficazmente las herramientas de la PNL para reforzar la dinámica de equipo y alcanzar objetivos colectivos, lo que convierte a la PNL en un valioso recurso para mejorar el trabajo en equipo en diversos contextos profesionales. Al incorporar los principios de la PNL a las estrategias de creación de equipos, las organizaciones pueden cultivar una cultura de comunicación eficaz, confianza y sinergia entre los miembros del equipo.

Estrategias de PNL para una dinámica de equipo eficaz

Cuando se trata de reforzar la dinámica de equipo, la PNL ofrece una plétora de estrategias que pueden aprovecharse para mejorar la comunicación y la colaboración. Utilizando técnicas como la calibración, los miembros del equipo pueden sintonizar con las señales no verbales de los demás y establecer una relación más eficaz. El anclaje puede reforzar aún más la dinámica del equipo creando asociaciones positivas con éxitos pasados, fomentando un sentimiento de cohesión y motivación dentro del grupo. Además, el reencuadre puede ayudar a los miembros del equipo a cambiar sus perspectivas sobre los retos, convirtiendo los obstáculos en oportunidades de crecimiento e innovación. Mediante la aplicación de estas herramientas de PNL, los equipos no sólo pueden mejorar su comunicación, sino también cultivar un entorno de trabajo más armonioso y productivo. En última instancia, al integrar las estrategias de la PNL en las dinámicas de equipo, las organizaciones pueden liberar todo el potencial de sus equipos y lograr un mayor éxito en sus esfuerzos.

Técnicas para fomentar la colaboración en equipo

Las técnicas eficaces para fomentar la colaboración en equipo dentro de una organización son cruciales para lograr la sinergia y maximizar la productividad. Un método consiste en establecer canales de comunicación claros que fomenten el diálogo abierto y el intercambio de ideas entre los miembros del equipo. Al promover la escucha activa y la retroalimentación, los individuos pueden sentirse valorados y comprometidos, lo que conduce a un entorno de trabajo más cohesionado y cooperativo. Además, cultivar un sentimiento de confianza y seguridad psicológica dentro del equipo puede fomentar una atmósfera de colaboración en la que los miembros del equipo se sientan cómodos asumiendo riesgos y compartiendo sus perspectivas sin miedo a ser juzgados. Establecer metas y objetivos colectivos que se alineen con los puntos fuertes y la experiencia de cada miembro del equipo también puede mejorar la colaboración al aprovechar los talentos individuales para lograr objetivos comunes. En general, aplicando estas técnicas, las organizaciones pueden crear una cultura de equipo solidaria y colaborativa que impulse el éxito y la innovación.

Casos prácticos de desarrollo de equipos mediante PNL

Una parte integral de la comprensión de la aplicación práctica de la PNL consiste en examinar estudios de casos de desarrollo de equipos en los que se han utilizado técnicas de PNL. Estos estudios proporcionan ejemplos reales de cómo puede aplicarse eficazmente la PNL para mejorar la comunicación, fomentar la colaboración e impulsar resultados positivos en los equipos. Al profundizar en estos casos, los investigadores pueden obtener información valiosa sobre las estrategias y herramientas específicas empleadas en diversos contextos, arrojando luz sobre los posibles beneficios y retos asociados al uso de la PNL en entornos de equipo. Mediante un análisis exhaustivo de estos estudios de casos, se puede lograr una comprensión más profunda de los matices de las técnicas de PNL y su impacto en la dinámica de equipo, ofreciendo una gran riqueza de conocimientos tanto para los profesionales como para los estudiosos. En última instancia, estos estudios de casos sirven como testimonio de la versatilidad y eficacia de la PNL para facilitar el desarrollo de equipos y mejorar el rendimiento general del grupo.

XLI. PNL Y GESTIÓN DEL CAMBIO

Un ámbito en el que la PNL ha demostrado tener un impacto significativo es el de la gestión del cambio. Las técnicas de PNL pueden ser decisivas para facilitar el éxito de las iniciativas de cambio en las organizaciones, abordando los aspectos psicológicos y emocionales de la transformación. Utilizando herramientas de PNL como el reencuadre, los profesionales pueden ayudar a las personas de la organización a percibir el cambio de forma más positiva, reduciendo así la resistencia y fomentando una cultura de adaptabilidad. También pueden utilizarse técnicas de anclaje para asociar el cambio con emociones positivas, reforzando el sentimiento de motivación y compromiso entre los empleados. Además, el enfoque de la PNL en las habilidades de comunicación dota a los líderes del cambio de la capacidad de transmitir eficazmente los fundamentos de las iniciativas de cambio, inspirando confianza y aceptación entre las partes interesadas. En última instancia, la integración de los principios de la PNL en las estrategias de gestión del cambio puede conducir a transiciones más fluidas, mayores niveles de compromiso de los empleados y un mayor éxito general en los esfuerzos de cambio organizativo.

El papel de la PNL en la facilitación del cambio

La PNL es una poderosa herramienta para facilitar el cambio, mejorando las habilidades de comunicación y fomentando el crecimiento personal. Mediante sus técnicas, las personas pueden comprender mejor la interconexión entre lenguaje y comportamiento, lo que les permite liberarse de creencias y patrones limitantes. Al dominar conceptos de la PNL como la calibración, el anclaje y el reencuadre, las personas pueden desarrollar una mayor conciencia de sus propios estilos de comunicación y de cómo afectan a los demás. Esta mayor conciencia permite interacciones más eficaces, la capacidad de establecer una buena relación y la habilidad para influir positivamente en los demás. Los estudios de casos y los ejemplos prácticos ponen de relieve cómo puede aplicarse la PNL en diversos contextos para superar las barreras y lograr los resultados deseados, lo que la convierte en un valioso recurso para navegar por las complejidades de la comunicación humana y fomentar unas relaciones interpersonales más sólidas. En esencia, la PNL capacita a las personas para transformar sus patrones de comunicación y crear cambios significativos tanto en el ámbito profesional como en el personal.

Técnicas para gestionar el cambio en las organizaciones

Una técnica eficaz para gestionar el cambio en las organizaciones es el concepto de anclaje de la PNL . El anclaje consiste en vincular un determinado estado emocional o respuesta a un desencadenante específico, como una palabra, un gesto o una señal visual. Al establecer anclajes positivos relacionados con el cambio en una organización, los líderes pueden ayudar a los empleados a asociar entusiasmo, motivación u optimismo con la idea del cambio. Esto puede crear un entorno más receptivo y abierto para la transición a nuevos procesos, sistemas o estructuras dentro de la organización. Además, los líderes pueden utilizar técnicas de calibración para evaluar con precisión las reacciones y respuestas de los empleados al cambio, lo que permite realizar intervenciones adaptadas y específicas para abordar la resistencia o las preocupaciones. En general, aplicando técnicas de PNL como el anclaje y la calibración, las organizaciones pueden navegar y gestionar el cambio con eficacia, fomentando al mismo tiempo una cultura de agilidad y adaptabilidad.

Ejemplos de éxito en la gestión del cambio con PNL

La aplicación con éxito de la PNL en la gestión del cambio se ha puesto de manifiesto en diversos contextos, mostrando su eficacia para facilitar la transformación dentro de las organizaciones. Por ejemplo, una importante empresa tecnológica utilizó técnicas de PNL para fomentar una cultura de innovación y colaboración entre sus empleados durante un importante proceso de reestructuración. Mediante la aplicación de técnicas de anclaje y estrategias de replanteamiento, los líderes pudieron aliviar la resistencia al cambio, mejorar el compromiso de los empleados e impulsar la adopción satisfactoria de nuevos sistemas y procesos. Calibrando eficazmente los estilos de comunicación de las partes interesadas clave y aprovechando los principios de la PNL para crear compenetración y confianza, la organización pudo atravesar transiciones complejas con agilidad y eficacia. Estos ejemplos ponen de relieve el poder transformador de la PNL para impulsar el cambio organizativo y lograr los resultados deseados en un panorama empresarial dinámico y en rápida evolución.

XLII. PNL Y COACHING VITAL

Una aplicación integral de las técnicas de la PNL se encuentra en el ámbito del coaching vital, donde los principios de la PNL pueden aprovecharse para facilitar el crecimiento y el desarrollo personales. Aprovechando las estrategias de la PNL, como el modelado de la excelencia, el establecimiento de resultados bien formados y la utilización de patrones de lenguaje para el cambio positivo, los coaches de vida pueden capacitar a las personas para que superen las creencias limitadoras, mejoren la autoconciencia y alcancen todo su potencial. Mediante el establecimiento de una buena relación, la escucha activa y el interrogatorio eficaz, los coaches de vida formados en PNL pueden guiar a los clientes hacia la claridad, el establecimiento de objetivos y, en última instancia, la transformación. Estas herramientas no sólo permiten a los clientes superar retos y obstáculos, sino que también mejoran sus habilidades comunicativas, su inteligencia emocional y su bienestar general. La sinergia entre la PNL y el coaching vital ofrece una potente combinación para las personas que buscan orientación profesional y apoyo para navegar por las complejidades del crecimiento personal y el autodescubrimiento.

El papel de la PNL en el coaching vital

La PNL ha ganado reconocimiento en el campo del coaching vital como poderosa herramienta para mejorar las habilidades de comunicación y facilitar el crecimiento personal. Mediante técnicas como la calibración, el anclaje y el replanteamiento, los profesionales de la PNL pueden ayudar a las personas a identificar y superar creencias limitadoras, establecer objetivos claros y afrontar los retos con una mentalidad más ingeniosa. En el contexto del coaching vital, la PNL constituye un marco valioso para fomentar la autoconciencia, capacitar a los clientes para realizar cambios positivos y mejorar su bienestar general. A través de la lente de la PNL, los coaches de vida pueden guiar a los clientes para que descubran patrones subconscientes, reformulen los patrones de pensamiento negativos y desarrollen estrategias más eficaces para lograr los resultados deseados. En última instancia, la integración de los principios de la PNL en las prácticas de coaching vital puede conducir a resultados transformadores, permitiendo a los clientes liberar todo su potencial y crear cambios significativos en diversas áreas de sus vidas.

Técnicas para un coaching vital eficaz

La PNL ofrece una serie de técnicas para un coaching vital eficaz que pueden mejorar significativamente la comunicación interpersonal. La calibración, uno de los conceptos básicos de la PNL, implica la capacidad de observar y percibir señales sutiles en la comunicación verbal y no verbal, lo que permite a los coaches ajustar su enfoque en consecuencia. El anclaje es otra poderosa técnica que ayuda a los clientes a asociar emociones positivas con desencadenantes específicos, lo que les permite acceder más fácilmente a los estados mentales deseados. Además, las técnicas de replanteamiento de la PNL pueden guiar a las personas para que cambien sus perspectivas sobre las situaciones difíciles, permitiéndoles ver las cosas de un modo más positivo. Al dominar estas técnicas, los coaches de vida pueden establecer una buena relación, inspirar motivación y facilitar el crecimiento personal de sus clientes. Si se aplican con habilidad, las técnicas de PNL pueden ayudar a las personas a superar barreras, alcanzar sus objetivos y cultivar relaciones más satisfactorias en los ámbitos personal y profesional.

Casos de éxito de coaching vital con PNL

Una notable historia de éxito del coaching vital con PNL fue la de una joven profesional que luchaba contra la ansiedad de hablar en público. Gracias a las sesiones de PNL, aprendió a transformar su miedo en entusiasmo, lo que transformó su mentalidad y mejoró su confianza en el escenario. Utilizando técnicas de anclaje, pudo asociar emociones positivas a las oportunidades de hablar, lo que le permitió hacer presentaciones con facilidad y gracia. Además, el proceso de calibrar su lenguaje corporal y su tono vocal la ayudó a establecer una fuerte conexión con su público, lo que provocó un mayor compromiso e impacto. Este caso ejemplifica cómo la PNL puede ayudar a las personas a superar creencias limitantes y alcanzar su pleno potencial en diversos ámbitos de la vida. Estas historias de éxito muestran el poder transformador del coaching vital con PNL para mejorar las habilidades de comunicación, aumentar la confianza en uno mismo y fomentar el crecimiento personal a un nivel profundo.

XLIII. PNL Y DESARROLLO PROFESIONAL

La PNL ofrece algo más que herramientas para una comunicación eficaz; también tiene importantes beneficios para el desarrollo profesional. Dominando técnicas de PNL como la calibración, el anclaje y el reencuadre, las personas pueden mejorar sus habilidades de comunicación en entornos profesionales. Comprender las señales verbales y no verbales puede ayudar a desenvolverse en la dinámica de la oficina, establecer una buena relación con los compañeros y presentar las ideas de forma más persuasiva. A través de estudios de casos y ejemplos prácticos, queda claro cómo pueden utilizar la PNL los líderes, los educadores y las personas que buscan avanzar en su carrera profesional. Adoptando un enfoque consciente y eficaz de la comunicación, no sólo se pueden mejorar las interacciones en el lugar de trabajo, sino también aumentar las oportunidades de crecimiento y éxito profesional. En esencia, la integración de la PNL en las estrategias de desarrollo profesional puede conducir a mejores relaciones, mayor influencia y progreso profesional general.

Técnicas de PNL para la promoción profesional

Aplicando las técnicas de la PNL a la promoción profesional, las personas pueden mejorar significativamente sus habilidades de comunicación y su éxito profesional en general. La PNL proporciona herramientas como la calibración, el anclaje y el reencuadre, que pueden ayudar a las personas a comprender mejor sus propios patrones de comunicación y los de los demás. Mediante la práctica de estas técnicas, las personas pueden establecer una relación eficaz con colegas, clientes y partes interesadas, lo que mejora la colaboración y la influencia en el lugar de trabajo. Además, al dominar las técnicas de la PNL, las personas pueden mantener conversaciones difíciles con confianza y claridad, lo que, en última instancia, les permitirá crecer y desarrollarse profesionalmente. Como se demuestra en este libro, las técnicas de PNL ofrecen una ventaja estratégica en diversos entornos profesionales, permitiendo a las personas comunicarse de forma más persuasiva, resolver conflictos con mayor eficacia y alcanzar sus objetivos profesionales con mayor éxito. En última instancia, la incorporación de técnicas de PNL al repertorio profesional de cada uno puede conducir a una mejora de las capacidades de liderazgo y a mayores oportunidades de ascenso en el lugar de trabajo.

Papel de la PNL en el crecimiento profesional

La aplicación de la PNL al crecimiento profesional ofrece innumerables ventajas a las personas que desean mejorar sus habilidades de comunicación y su eficacia general en el lugar de trabajo. Al comprender los principios de la PNL, como la calibración, el anclaje y el reencuadre, los profesionales pueden desarrollar una conciencia más profunda tanto de sus propios patrones de comunicación como de los de los demás. Este mayor nivel de conciencia permite a las personas establecer una relación más sólida, influir positivamente en los demás y navegar por dinámicas interpersonales complejas con mayor facilidad. Mediante el uso de técnicas de PNL, los profesionales pueden mejorar su capacidad para leer las señales verbales y no verbales, adaptar su estilo de comunicación a los distintos públicos y resolver los conflictos con mayor eficacia. En última instancia, adoptar la PNL en el crecimiento profesional puede conducir a interacciones más fructíferas, mejorar la capacidad de liderazgo y potenciar la promoción profesional en general.

Casos prácticos de éxito profesional facilitados por la PNL

A lo largo de los capítulos de "Descodificando la PNL", convincentes estudios de casos de éxito profesional facilitados por la PNL proporcionan pruebas concretas de la eficacia de estas técnicas para mejorar la comunicación y alcanzar objetivos. Por ejemplo, un estudio de caso destaca a un ejecutivo de empresa que utilizó estrategias de PNL para establecer una buena relación con su equipo, lo que se tradujo en un aumento de la productividad y la satisfacción de los empleados. Otro ejemplo muestra a un terapeuta que utiliza la PNL para ayudar a sus clientes a superar creencias limitantes y desarrollar una mentalidad más positiva, lo que conduce a un crecimiento personal transformador. Estos ejemplos del mundo real demuestran cómo la PNL puede capacitar a las personas para navegar por dinámicas profesionales y personales complejas con mayor facilidad y éxito. Al examinar estos estudios de casos, los lectores obtienen valiosos conocimientos sobre la aplicación práctica de los principios de la PNL, lo que les inspira a considerar cómo pueden aprovechar estas técnicas para mejorar sus propias carreras y relaciones.

XLIV. PNL Y ENVEJECIMIENTO

A medida que las personas envejecen, sus habilidades de comunicación pueden sufrir cambios que pueden afectar a sus relaciones y a su bienestar general. La PNL ofrece una vía prometedora para abordar estos retos, proporcionando herramientas y estrategias para mejorar la eficacia de la comunicación en el contexto del envejecimiento. Al comprender cómo están interconectados el lenguaje, los pensamientos y los comportamientos, los adultos mayores pueden aprender a adaptar sus estilos de comunicación para conectar mejor con los demás y transmitir con claridad sus necesidades y deseos. Además, técnicas de PNL como el reflejo, el ritmo y la dirección pueden ayudar a las personas mayores a establecer una buena relación y confianza con quienes les rodean, lo que conduce a interacciones más significativas y mejores conexiones sociales. A medida que la población sigue envejeciendo, la integración de los principios de la PNL en programas e intervenciones destinados a apoyar a las personas mayores podría tener profundos beneficios para su bienestar psicológico y su calidad de vida.

Aplicación de la PNL en gerontología

La PNL ha ganado reconocimiento en el campo de la gerontología como herramienta valiosa para mejorar la comunicación y la calidad de la atención a las personas mayores. Al incorporar técnicas de PNL en las interacciones con los mayores, los cuidadores y los profesionales sanitarios pueden comprender mejor sus necesidades y preferencias únicas, establecer una relación más eficaz y abordar los aspectos emocionales y psicológicos del envejecimiento. Mediante técnicas como el reflejo, el ritmo y la guía, los profesionales pueden crear un entorno positivo y de apoyo que fomente la confianza y la conexión con los pacientes ancianos. La PNL también ofrece estrategias para gestionar comportamientos desafiantes, abordar el deterioro cognitivo y promover el bienestar general de los ancianos. Aplicando los principios de la PNL en la atención gerontológica, los profesionales pueden transformar su forma de comunicarse y, en última instancia, mejorar la calidad de vida de las personas mayores.

Técnicas de PNL para mejorar la calidad de vida en el envejecimiento

En el ámbito del envejecimiento y la mejora de la calidad de vida, la utilización de técnicas de PNL constituye una vía prometedora para mejorar el bienestar general. A medida que las personas envejecen, pueden encontrarse con diversos retos que afectan a su salud mental, emocional y física. Al incorporar principios de la PNL como el replanteamiento de los pensamientos negativos, el anclaje de las emociones positivas y la mejora de las habilidades de comunicación, las personas mayores pueden experimentar un cambio profundo en su percepción del envejecimiento. Mediante la práctica de la PNL, las personas pueden aprender a replantear las creencias limitantes sobre el envejecimiento, cultivar una visión más positiva de la vida y fortalecer sus relaciones con los demás. Además, las técnicas de PNL pueden ayudar a las personas mayores a establecer un sentido de autonomía y agencia, que les permita afrontar las transiciones vitales con resiliencia y determinación. Al integrar las prácticas de la PNL en las intervenciones relacionadas con el envejecimiento, los profesionales del sector pueden ayudar eficazmente a las personas mayores a preservar su calidad de vida y promover el bienestar integral a medida que envejecen.

Casos prácticos de aplicaciones de la PNL en el cuidado de ancianos

A medida que el campo del cuidado de ancianos sigue evolucionando, la integración de la PNL ha mostrado resultados prometedores en la mejora de la comunicación y el bienestar general de las personas mayores. Los estudios de casos han puesto de relieve las ventajas de aplicar técnicas de PNL en entornos de atención a ancianos, donde los profesionales han utilizado estrategias como el reflejo y la correspondencia para establecer una relación con ancianos con deficiencias cognitivas. Mediante el uso de patrones lingüísticos y señales basadas en los sentidos, los cuidadores han podido comprender las necesidades y preferencias únicas de los ancianos, mejorando la calidad de sus interacciones y fomentando un sentimiento de conexión. Estos estudios revelan el poder transformador de la PNL para mejorar la comunicación con los ancianos, mejorando en última instancia su salud emocional y su calidad de vida. La aplicación de la PNL en el cuidado de ancianos no sólo demuestra su utilidad práctica, sino que también subraya su potencial para influir positivamente en la vida de poblaciones vulnerables que necesitan estrategias de comunicación eficaces.

XLV. PNL Y PATERNIDAD

Las técnicas de PNL pueden ser especialmente beneficiosas cuando se aplican al ámbito de la crianza. Utilizando conceptos de PNL como el anclaje y el reencuadre, los padres pueden mejorar la comunicación con sus hijos, lo que conduce a una mayor comprensión, cooperación y conexión emocional. Por ejemplo, anclando las emociones positivas a comportamientos o experiencias concretos, los padres pueden reforzar los comportamientos deseados en sus hijos, creando una dinámica familiar más armoniosa y constructiva. Además, replantear las situaciones difíciles puede ayudar a padres e hijos a ver las cosas desde perspectivas distintas, fomentando la empatía y la resiliencia. Al incorporar los principios de la PNL a su enfoque parental, los cuidadores pueden cultivar un entorno enriquecedor que fomente la comprensión y el crecimiento mutuos. En última instancia, la PNL ofrece a los padres un valioso conjunto de herramientas para navegar por las complejidades de la dinámica familiar y fomentar relaciones fuertes y sanas con sus hijos.

Mejorar las habilidades parentales mediante la PNL

Al integrar las técnicas de la PNL en las prácticas de crianza, los cuidadores pueden mejorar significativamente sus habilidades y crear una relación más armoniosa y eficaz con sus hijos. La PNL ofrece herramientas y estrategias para mejorar la comunicación, la comprensión y la conexión con la generación más joven. Mediante técnicas como el reflejo, el ritmo y la guía, los padres pueden sintonizar mejor con las necesidades y emociones de sus hijos, lo que conduce a un nivel más profundo de empatía y comprensión. Además, el concepto de anclaje puede ayudar a los padres a crear asociaciones y comportamientos positivos en sus hijos, reforzando las acciones y respuestas deseables. Aprendiendo y utilizando estas estrategias de PNL, los padres pueden cultivar un entorno de apoyo y cuidado que fomente el desarrollo y el crecimiento saludables de sus hijos. En última instancia, mejorar las habilidades parentales mediante la PNL puede conducir a vínculos más fuertes, una mejor comunicación y resultados más positivos tanto para los padres como para sus hijos.

Estrategias de PNL para una comunicación eficaz con los niños

Un aspecto esencial de la utilización de la PNL en la comunicación eficaz con los niños es la adopción de estrategias que se adapten a sus necesidades y etapas de desarrollo únicas. En primer lugar, es crucial establecer una relación sólida basada en la confianza y la comprensión, que permita al niño sentirse seguro y valorado en la interacción. Utilizar técnicas de PNL como el reflejo y el emparejamiento puede ayudar a establecer una conexión con el niño reflejando su lenguaje corporal y sus patrones de habla. En segundo lugar, emplear técnicas de anclaje puede ayudar a crear asociaciones positivas con determinados comportamientos o emociones, reforzando los comportamientos deseados en los niños mediante un refuerzo constante. Por último, utilizar estrategias de replanteamiento puede ayudar a cambiar la perspectiva del niño ante situaciones difíciles, fomentando una mentalidad más positiva y orientada al crecimiento. Al incorporar estas estrategias de PNL adaptadas a los estilos de comunicación y las perspectivas de los niños, los adultos pueden relacionarse eficazmente con los jóvenes, fomentar la comprensión efectiva y construir relaciones más sólidas basadas en el respeto mutuo y la empatía.

Ejemplos de mejora de la dinámica familiar mediante PNL

Un poderoso ejemplo de mejora de la dinámica familiar mediante el uso de la PNL puede verse en el caso de una familia que luchaba contra constantes conflictos y malentendidos. Al incorporar técnicas de PNL como el reencuadre y el establecimiento de relaciones, los miembros de la familia pudieron cambiar sus perspectivas y comunicarse con más eficacia. Mediante ejercicios guiados y debates reflexivos, padres e hijos aprendieron a comprender los estilos de comunicación y los desencadenantes emocionales de cada uno, lo que condujo a un entorno familiar más armonioso y solidario. Además, al utilizar técnicas de anclaje para crear asociaciones y resultados positivos, la familia experimentó una transformación en sus interacciones, fomentando una mayor empatía y cooperación. De este modo, la PNL proporcionó las herramientas y estrategias necesarias para que la familia afrontara las situaciones difíciles con empatía y comprensión, reforzando en última instancia su vínculo y creando una dinámica familiar más cohesionada y enriquecedora.

XLVI. PNL Y LA RECUPERACIÓN DE ADICCIONES

Un ámbito en el que la PNL se ha mostrado muy prometedora es el de la recuperación de adicciones. Al comprender los patrones de lenguaje y los sistemas de creencias que contribuyen a los comportamientos adictivos, las personas pueden empezar a desentrañar las causas profundas de sus adicciones y desarrollar mecanismos de afrontamiento más sanos. Mediante técnicas como el reencuadre, las personas pueden cambiar sus perspectivas sobre la adicción, viéndola como un reto que hay que superar y no como un estado permanente. También pueden emplearse técnicas de anclaje para ayudar a las personas a crear asociaciones positivas con la sobriedad, lo que facilita la resistencia a los antojos y los desencadenantes. Al incorporar la PNL a los programas de recuperación de adicciones, tanto los terapeutas como las personas pueden trabajar para romper el ciclo de la adicción y construir una base más estable para la sobriedad a largo plazo. Este enfoque holístico de la recuperación aborda no sólo los aspectos físicos de la adicción, sino también los componentes psicológicos y emocionales, lo que conduce a resultados más completos y duraderos.

Papel de la PNL en el tratamiento de la adicción

La PNL ha demostrado un potencial significativo en el tratamiento de la adicción al mejorar la comunicación entre terapeutas y pacientes. Mediante técnicas de PNL como el replanteamiento y el anclaje, los terapeutas pueden abordar eficazmente las creencias y conductas subyacentes que contribuyen a la adicción. Al ayudar a las personas a replantear sus pensamientos y emociones en torno al consumo de sustancias, la PNL puede promover mecanismos de afrontamiento más sanos y reducir la probabilidad de recaída. Además, la PNL puede mejorar la relación entre terapeutas y clientes, fomentando un entorno de apoyo y confianza crucial para el éxito del tratamiento. Utilizando la PNL en la terapia de la adicción, los terapeutas pueden capacitar a las personas para superar los patrones adictivos y lograr una recuperación a largo plazo. La integración de la PNL en el tratamiento de la adicción no sólo mejora la comunicación, sino que también proporciona una nueva vía para explorar las raíces psicológicas de la adicción y facilitar un cambio duradero.

Técnicas de PNL para superar conductas adictivas

Las técnicas de PNL han demostrado ser prometedoras para ayudar a las personas a superar las conductas adictivas mediante diversas estrategias. Utilizando técnicas como el reencuadre, los individuos pueden cambiar sus perspectivas sobre las conductas adictivas, pasando de una mentalidad de dependencia a otra de empoderamiento. Las técnicas de anclaje también son eficaces para romper el ciclo de las conductas adictivas, ya que asocian las emociones negativas a la conducta, reduciendo así el deseo de realizar tales acciones. Además, las técnicas de PNL pueden ayudar a las personas a comprender los desencadenantes subyacentes de sus conductas adictivas, permitiéndoles abordar eficazmente las causas profundas. Mediante una combinación de técnicas de PNL, las personas pueden desarrollar nuevos mecanismos de afrontamiento, reprogramar sus patrones de pensamiento y establecer hábitos más saludables, allanando el camino hacia una recuperación duradera y una vida plena y libre de adicciones.

Historias de éxito de recuperación de adicciones mediante PNL

Una notable historia de éxito en la recuperación de adicciones mediante PNL es la de un hombre de mediana edad que luchaba contra un largo historial de abuso de sustancias. Mediante técnicas de PNL como el replanteamiento de las creencias negativas y el anclaje de las emociones positivas, esta persona pudo liberarse de sus patrones de conducta destructivos y desarrollar mecanismos de afrontamiento más sanos. Trabajando con un profesional cualificado, aprendió a reconocer los desencadenantes, a reprogramar sus patrones de pensamiento y a desarrollar resiliencia frente a las recaídas. Como resultado, experimentó una mejora significativa de su bienestar general, experimentó una reducción de los antojos y consiguió la sobriedad a largo plazo. Este caso ejemplifica el poder de la PNL para facilitar el cambio transformador y proporcionar a las personas las herramientas necesarias para superar la adicción y prosperar en la recuperación. Mediante intervenciones específicas y estrategias personalizadas, la PNL puede ofrecer esperanza y apoyo a quienes luchan contra la adicción, allanando el camino hacia la curación duradera y el éxito.

XLVII. PNL Y COACHING EJECUTIVO

En el ámbito del coaching ejecutivo, la PNL ha surgido como una poderosa herramienta para mejorar la eficacia del liderazgo y las habilidades de comunicación. Utilizando técnicas de PNL, los coaches ejecutivos pueden ayudar a los líderes a desarrollar una comprensión más profunda de sus propios estilos de comunicación y de cómo repercuten en sus relaciones con los miembros del equipo y las partes interesadas. Mediante la exploración de conceptos de PNL como las posiciones perceptivas, el metamodelado y la agudeza sensorial, los coaches pueden facilitar cambios transformadores en los patrones de comunicación de sus clientes. Al integrar la PNL en las sesiones de coaching ejecutivo, los coaches pueden capacitar a los líderes para mejorar su capacidad de influir e inspirar a los demás, navegar por conversaciones difíciles y construir relaciones más sólidas basadas en la confianza y la empatía. En última instancia, la incorporación de los principios de la PNL a las prácticas de coaching ejecutivo puede mejorar el rendimiento del liderazgo y el éxito de la organización.

El impacto de la PNL en el rendimiento de los directivos

Un área significativa en la que la PNL ha demostrado su impacto es en la mejora del rendimiento de los ejecutivos. Al comprender y aplicar las técnicas de la PNL, los ejecutivos pueden mejorar sus habilidades de comunicación, establecer relaciones más sólidas y dirigir con mayor eficacia. Mediante técnicas como la calibración, el anclaje y el reencuadre, los ejecutivos pueden interpretar mejor las señales verbales y no verbales, establecer una buena relación con sus equipos e influir positivamente en los resultados. Los estudios de casos y ejemplos sobre el terreno demuestran cómo la PNL ha ayudado a los líderes a superar las barreras de la comunicación y alcanzar sus objetivos en diversos entornos profesionales. Al adoptar un enfoque de la comunicación más consciente y estratégico, los ejecutivos pueden navegar por situaciones complejas con confianza y claridad. En última instancia, la incorporación de la PNL a su conjunto de herramientas puede conducir a un aumento de la productividad, una mejora de la dinámica de equipo y el éxito general de la organización. Esto pone de relieve la importancia de la PNL a la hora de capacitar a los ejecutivos para que den lo mejor de sí mismos en el competitivo panorama empresarial actual.

Técnicas de coaching ejecutivo con PNL

En el ámbito del coaching ejecutivo, la PNL ofrece un poderoso conjunto de técnicas para fomentar el crecimiento personal y profesional. Un método clave consiste en utilizar la PNL para mejorar las habilidades de comunicación, permitiendo a los ejecutivos conectar mejor con sus equipos, compañeros y partes interesadas. Al perfeccionar su capacidad para comprender e influir en las señales verbales y no verbales, los ejecutivos pueden establecer una relación más eficaz y navegar por dinámicas interpersonales complejas con mayor delicadeza. Técnicas como la calibración permiten a los ejecutivos sintonizar con las emociones y los comportamientos de los demás, mientras que el anclaje permite asociar experiencias positivas con los resultados deseados. Además, el reencuadre permite a los ejecutivos replantear los retos como oportunidades, fomentando una mentalidad más optimista y orientada a las soluciones. En general, al incorporar técnicas de PNL al coaching ejecutivo, las personas pueden desarrollar un estilo de comunicación más matizado e impactante que impulse el éxito y fomente relaciones sólidas en el lugar de trabajo.

Casos prácticos de mejora ejecutiva mediante PNL

Como demuestran varios estudios de casos, el perfeccionamiento ejecutivo mediante PNL ha demostrado un éxito notable en la mejora de las habilidades de liderazgo y la eficacia de la comunicación. Por ejemplo, un estudio centrado en un director general que se sometió a formación con PNL reveló mejoras significativas en la toma de decisiones, la resolución de conflictos y la colaboración en equipo. Utilizando técnicas de PNL como el modelado de comportamientos exitosos, el establecimiento de objetivos poderosos y la mejora de la agudeza sensorial, el ejecutivo pudo cultivar un estilo de liderazgo más dinámico e influyente. Otro estudio de caso mostró cómo un alto directivo utilizó estrategias de PNL para impulsar el compromiso de los empleados, fomentar la creatividad y aumentar la productividad del equipo. Estos ejemplos ponen de relieve el impacto transformador de la PNL en el rendimiento de los ejecutivos, y destacan la importancia de integrar estas herramientas en los programas de desarrollo del liderazgo para maximizar el crecimiento profesional y el éxito organizativo.

XLVIII. PNL Y COMUNICACIÓN MEDIÁTICA

En el ámbito de la comunicación mediática, la PNL ofrece un potente conjunto de herramientas para mejorar la forma en que las personas interactúan y se relacionan con los distintos medios de comunicación. Al comprender las intrincadas conexiones entre el lenguaje, el comportamiento y los patrones de pensamiento, las personas pueden descifrar los mensajes subyacentes del contenido de los medios de comunicación con mayor eficacia. Técnicas de PNL como el modelado, el reflejo y el ritmo pueden ayudar a las personas a establecer una relación con los consumidores de los medios de comunicación, adaptar los mensajes para que resuenen en audiencias específicas y, en última instancia, moldear las percepciones e influir en los comportamientos. Cuando se aplica cuidadosamente, la PNL no sólo puede optimizar el impacto de los mensajes mediáticos, sino también fomentar conexiones más profundas y el compromiso con el público. A medida que la tecnología siga evolucionando, la integración de los principios de la PNL en las estrategias de comunicación mediática desempeñará sin duda un papel fundamental en la configuración del futuro de las interacciones mediáticas y la narración de historias.

Adaptar la PNL a los profesionales de los medios de comunicación

En el ámbito de los profesionales de los medios de comunicación, la adaptación de las técnicas de la PNL puede resultar una poderosa herramienta para mejorar la eficacia de la comunicación. Utilizando los principios de la PNL, como la agudeza sensorial, los patrones lingüísticos y las posiciones perceptivas, los profesionales de los medios de comunicación pueden comprender mejor las necesidades de su público y adaptar sus mensajes en consecuencia. Mediante la práctica de la calibración, los profesionales de los medios de comunicación pueden afinar su discurso para que resuene con los espectadores o lectores a un nivel más profundo, aumentando en última instancia el compromiso y el impacto. Además, se pueden emplear técnicas de anclaje para evocar emociones o respuestas específicas, influyendo estratégicamente en la percepción del espectador. Además, al dominar el arte del reencuadre, los profesionales de los medios de comunicación pueden cambiar las perspectivas y reposicionar las narrativas para elaborar contenidos más convincentes y persuasivos. Al integrar las estrategias de la PNL en su repertorio, los profesionales de los medios de comunicación pueden elevar sus habilidades comunicativas, fomentar conexiones más fuertes con su público y, en última instancia, lograr un mayor éxito en su campo.

Técnicas para una comunicación eficaz en los medios de comunicación

En el ámbito de la comunicación eficaz en los medios de comunicación, se pueden emplear numerosas técnicas para garantizar la claridad, el compromiso y el impacto. Un método destacado es el uso de la narración para transmitir mensajes complejos de forma convincente y comprensible. Tejiendo narraciones que resuenen con la audiencia, los profesionales de los medios de comunicación pueden captar la atención, evocar emociones y transmitir los puntos clave con eficacia. Además, el uso de ayudas visuales como infografías, vídeos y presentaciones multimedia puede mejorar la comprensión y retención de la información. Estas herramientas proporcionan una forma dinámica y atractiva de comunicar ideas complejas, haciéndolas más accesibles a una amplia audiencia. Además, la escucha activa y la empatía son habilidades esenciales para una comunicación eficaz en los medios de comunicación, que permiten a los comunicadores comprender mejor la perspectiva de su público y adaptar su mensaje en consecuencia. Combinando la narración, las ayudas visuales y la escucha empática, los profesionales de los medios de comunicación pueden crear una comunicación impactante y resonante que deje una impresión duradera en su audiencia.

Ejemplos de PNL en el periodismo y la radiodifusión

Un ejemplo convincente de PNL en el periodismo y la radiodifusión es el uso de técnicas de anclaje para influir en la percepción de la audiencia. Al vincular estratégicamente determinadas palabras o imágenes con emociones o creencias específicas, los periodistas y locutores pueden moldear sutilmente la forma en que su audiencia interpreta la información. Por ejemplo, un presentador de noticias puede emplear la técnica del "anchoring" para asociar una determinada figura política con connotaciones positivas o negativas, influyendo en la forma en que los telespectadores perciben a ese individuo. Además, pueden emplearse técnicas de reencuadre para cambiar el enfoque de una noticia o conversación, orientándola en una dirección que se alinee con una agenda determinada. Al comprender y utilizar estas herramientas de la PNL, los periodistas y locutores pueden controlar eficazmente la narrativa y enmarcar los debates de forma que sirvan a los resultados deseados. Mediante una cuidadosa aplicación de los principios de la PNL, los profesionales de la comunicación pueden guiar hábilmente las percepciones de la audiencia y, en última instancia, moldear la opinión pública.

XLIX. PNL Y COMUNICACIÓN AMBIENTAL

A medida que el campo de la comunicación medioambiental sigue creciendo, la integración de técnicas de PNL ofrece un enfoque único para mejorar las estrategias de comunicación. Al aprovechar los principios de la PNL, como el modelado, los metaprogramas y los sistemas representacionales, los comunicadores medioambientales pueden comprender mejor las perspectivas y los valores de las distintas partes interesadas, fomentando así diálogos más significativos en torno a cuestiones medioambientales acuciantes. La PNL también puede ser útil para elaborar mensajes adaptados a segmentos específicos del público, lo que aumenta el compromiso y la receptividad hacia las iniciativas medioambientales. Además, utilizando herramientas de la PNL como la agudeza sensorial y los patrones lingüísticos, los comunicadores pueden transmitir eficazmente información científica compleja de forma fácilmente digerible y convincente para públicos diversos. Al incorporar la PNL a las prácticas de comunicación medioambiental, los profesionales de este campo pueden elevar el impacto de sus mensajes y catalizar un cambio de comportamiento positivo hacia prácticas sostenibles.

Utilizar la PNL para fomentar la conciencia medioambiental

En el mundo actual, a medida que las cuestiones medioambientales siguen ganando protagonismo, la necesidad de estrategias de comunicación eficaces para promover la concienciación medioambiental nunca ha sido tan crucial. La PNL ofrece una poderosa herramienta para lograr este objetivo, mejorando la capacidad de las personas para recibir y transmitir mensajes de forma convincente y persuasiva. Mediante la aplicación de técnicas de PNL como el reencuadre y el anclaje, las personas pueden adaptar su estilo de comunicación para que resuene en distintos públicos, haciendo que los temas medioambientales complejos sean más accesibles y atractivos. Al fomentar una conexión más profunda con su público, los comunicadores pueden inspirar la acción y promover la gestión medioambiental con mayor eficacia. La PNL puede ayudar a salvar la distancia entre la información científica y el compromiso público, permitiendo una sociedad más informada y consciente del medio ambiente. Adoptar la PNL en el ámbito de la comunicación medioambiental tiene el potencial de impulsar un cambio real fomentando un mayor sentido de conexión y responsabilidad hacia nuestro planeta.

Estrategias de PNL para una defensa eficaz del medio ambiente

En el ámbito de la defensa del medio ambiente, el empleo de estrategias de PNL puede mejorar significativamente la eficacia de la comunicación. Utilizando técnicas como la calibración, el anclaje y el reencuadre, los defensores pueden adaptar sus mensajes para que resuenen en públicos diversos, aumentando así la receptividad hacia las cuestiones medioambientales. Mediante la PNL, las personas pueden comprender mejor las motivaciones y creencias subyacentes de su público, lo que les permite elaborar argumentos persuasivos que aborden preocupaciones y valores específicos. Además, las técnicas de PNL pueden ayudar a establecer una buena relación y confianza, componentes esenciales para influir en el cambio de comportamiento e inspirar la acción. Al incorporar la PNL a sus esfuerzos de defensa, los ecologistas pueden fomentar conexiones significativas con las partes interesadas, movilizar el apoyo a las iniciativas de sostenibilidad y, en última instancia, impulsar un cambio positivo para el planeta. Esta aplicación estratégica de la PNL posiciona a los defensores del medio ambiente como comunicadores eficaces que pueden transmitir con éxito la importancia de la protección medioambiental a una amplia gama de audiencias.

Casos prácticos de campañas medioambientales que utilizan la PNL

La aplicación de la PNL en campañas medioambientales ha dado resultados prometedores, como demuestran varios estudios de casos. Uno de ellos es una campaña centrada en la reducción de la contaminación por plásticos en los océanos, en la que se utilizaron técnicas de PNL para elaborar mensajes convincentes que resonaran con los valores y emociones del público objetivo. Calibrando cuidadosamente el lenguaje y las señales visuales, la campaña consiguió anclar un sentido de urgencia y responsabilidad en los espectadores, lo que en última instancia condujo a una mayor concienciación y a un cambio de comportamiento. Además, al replantear el problema de la contaminación por plásticos como una amenaza para la biodiversidad marina y la salud humana, la campaña consiguió motivar a las personas para que actuaran y apoyaran las prácticas sostenibles. Estos estudios de casos ponen de relieve el poder de la

PNL para moldear la percepción y el comportamiento del público ante los problemas medioambientales, lo que la convierte en una valiosa herramienta de comunicación y promoción en el campo de la sostenibilidad.

L. PNL E INTELIGENCIA ARTIFICIAL

La PNL está estrechamente entrelazada con la IA en su afán por mejorar la eficacia de la comunicación. Utilizando algoritmos de IA, la PNL puede analizar grandes conjuntos de datos de texto para discernir pautas y tendencias en el uso del lenguaje, lo que permite el desarrollo de técnicas más sofisticadas. Esta unión de la PNL y la IA tiene el potencial de revolucionar la forma en que entendemos y utilizamos el lenguaje, proporcionando una visión más profunda de los patrones y comportamientos de la comunicación humana. La sinergia entre la PNL y la IA ya ha dado resultados prometedores en varios campos, desde los chatbots de atención al cliente hasta el análisis de los sentimientos en las redes sociales. A medida que la tecnología siga avanzando, la integración de la PNL y la IA desempeñará un papel crucial en la configuración del futuro de la comunicación, allanando el camino para interacciones más personalizadas y eficientes en diversos contextos.

Integración de las técnicas de PNL con la tecnología de IA

La integración de las técnicas de PNL con la tecnología de IA representa una poderosa sinergia que puede revolucionar la forma en que nos comunicamos e interactuamos en la era digital. Combinando los conocimientos de la PNL, que se centra en la comprensión de la interacción entre el lenguaje, el comportamiento y los patrones de pensamiento, con las capacidades de la IA para procesar grandes cantidades de datos y obtener perspectivas significativas, podemos abrir nuevas posibilidades para mejorar las interacciones hombre-máquina. Esta fusión permite a los sistemas de IA entablar conversaciones más naturales y contextualmente relevantes, adaptarse a los estados emocionales de los usuarios y personalizar las respuestas de un modo que imita la empatía humana. Aprovechando las técnicas de PNL dentro de la tecnología de IA, podemos crear interfaces más intuitivas, mejorar los procesos de toma de decisiones y mejorar la experiencia general del usuario. Este enfoque innovador tiene el potencial de impulsar avances significativos en diversos campos, desde la atención al cliente y la asistencia sanitaria hasta la educación y el entretenimiento, remodelando en última instancia la forma en que nos comunicamos y conectamos en un mundo impulsado por la tecnología.

Impactos potenciales de la IA en las prácticas de PNL

La integración de la IA en las prácticas de PNL tiene el potencial de revolucionar la forma en que nos comunicamos e interactuamos con la tecnología. Los sistemas de PNL potenciados por IA pueden analizar grandes cantidades de datos textuales a velocidades increíbles, extrayendo valiosas percepciones y patrones que pueden utilizarse para mejorar diversos procesos de comunicación. Aprovechando los algoritmos de aprendizaje automático, estos sistemas pueden mejorar continuamente sus capacidades de comprensión del lenguaje, permitiendo un análisis de sentimientos, una traducción del lenguaje y una comprensión semántica más precisos. Además, las herramientas de PLN basadas en IA pueden ayudar a automatizar tareas como la generación de lenguaje, la extracción de información y el resumen de textos, agilizando los flujos de trabajo de comunicación y aumentando la eficacia. Sin embargo, como ocurre con cualquier avance tecnológico, hay consideraciones éticas potenciales que hay que tener en cuenta, como la privacidad de los datos, el sesgo algorítmico y el impacto en el trabajo humano. Es imperativo que los investigadores, desarrolladores y responsables políticos sorteen con cuidado estas complejidades para garantizar que las prácticas de PNL mejoradas con IA se desplieguen de forma responsable y ética.

Perspectivas futuras de la colaboración entre la PNL y la IA

A medida que la IA siga avanzando, la integración de las capacidades de la PNL puede mejorar la comprensión y el procesamiento del lenguaje humano, lo que dará lugar a sistemas de IA conversacional más sofisticados y a una mejor comprensión del lenguaje natural. Aprovechando técnicas de PNL como el análisis de sentimientos, el resumen de textos y la traducción de idiomas, los sistemas de IA pueden ser más hábiles a la hora de extraer información de grandes cantidades de datos textuales, lo que los hace muy valiosos en sectores como la sanidad, las finanzas, el marketing y la atención al cliente. Además, la sinergia entre la PNL y la IA puede allanar el camino a experiencias de usuario más personalizadas e interactivas, impulsando la innovación en asistentes virtuales, chatbots y sistemas de procesamiento automatizado del lenguaje. Con la investigación y el desarrollo continuos en este campo, la colaboración entre la PNL y la IA está preparada para redefinir la forma en que nos comunicamos, interactuamos y nos relacionamos con la tecnología en los próximos años.

LI. CONCLUSIÓN

En conclusión, la exploración de la PNL en este libro revela su profundo potencial para revolucionar las prácticas de comunicación. Profundizando en técnicas como la calibración, el anclaje y el reencuadre, las personas pueden cultivar una comprensión profunda de las señales verbales y no verbales, establecer una relación sólida e influir eficazmente en los demás. A través de atractivos estudios de casos y ejemplos prácticos, la aplicación de las herramientas de la PNL por parte de diversos profesionales subraya su versatilidad y eficacia para superar las barreras de la comunicación y lograr los resultados deseados. Además, la invitación a autorreflexionar sobre el propio estilo de comunicación y adoptar un enfoque más consciente subraya el impacto transformador de la PNL en la dinámica interpersonal. Como recurso exhaustivo para mejorar las habilidades comunicativas y fomentar relaciones más sólidas, "Descodificando la PNL" sirve de valiosa guía para las personas que buscan liberar todo su potencial comunicativo y navegar por las interacciones con claridad y propósito.

Resumen de las principales conclusiones

Las principales conclusiones de esta investigación sobre la PNL revelan su profundo impacto en la mejora de las habilidades de comunicación en diversos contextos. Al examinar conceptos como la calibración, el anclaje y el reencuadre, se hace evidente cómo estas técnicas pueden utilizarse eficazmente para descifrar las señales verbales y no verbales, establecer una relación sólida e influir positivamente en los demás. Los estudios de casos y ejemplos prácticos presentados a lo largo del libro ponen de relieve la aplicación en el mundo real de las herramientas de la PNL para superar los obstáculos de la comunicación y lograr los resultados deseados. Al animar a los lectores a reflexionar sobre sus estilos de comunicación y a adoptar un enfoque más consciente, esta investigación no sólo dota a los individuos de estrategias prácticas, sino que también promueve el crecimiento personal y el autoconocimiento. Mediante la exploración de la PNL, este estudio subraya el potencial transformador de la mejora de la comunicación para fomentar relaciones interpersonales satisfactorias y alcanzar el éxito profesional.

Implicaciones de la PNL para las futuras prácticas de comunicación

En el ámbito de las prácticas de comunicación, las implicaciones de la PNL para el futuro son profundas y de gran alcance. Mientras los individuos siguen buscando formas de mejorar su comprensión de los demás y transmitir eficazmente sus mensajes, los principios de la PNL proporcionan un marco valioso. Dominando técnicas como la calibración, el anclaje y el reencuadre, las personas pueden desenvolverse mejor en interacciones sociales complejas e influir positivamente en los resultados. Estas herramientas no sólo ofrecen aplicaciones prácticas en entornos profesionales, sino que también son muy prometedoras para mejorar las relaciones personales y el autoconocimiento. A medida que el campo de la PNL sigue evolucionando y ganando reconocimiento, no se puede subestimar su papel en la configuración de las futuras prácticas de comunicación. Al fomentar un enfoque más holístico y consciente de la comunicación, la PNL tiene el potencial de transformar la forma en que las personas se relacionan con los demás, dando lugar a conexiones más significativas y resultados satisfactorios.

Reflexiones finales sobre el poder de la PNL para mejorar las habilidades de comunicación

Al reflexionar sobre el poder de la PNL para mejorar las habilidades de comunicación, se hace evidente que este enfoque ofrece un conjunto de herramientas polifacético para las personas que buscan elevar sus interacciones. Al profundizar en conceptos como la calibración, el anclaje y el reencuadre, las personas pueden comprender mejor cómo transmitir eficazmente sus mensajes e interpretar las señales de los demás. Mediante el uso de técnicas de PNL, las personas pueden establecer una relación más sólida, influir positivamente en los demás y navegar con facilidad por escenarios de comunicación complejos. Los ejemplos prácticos y los estudios de casos presentados en este libro muestran aplicaciones reales de la PNL en diversos contextos, destacando su versatilidad y eficacia. En última instancia, al adoptar los principios de la PNL, las personas no sólo pueden mejorar sus habilidades de comunicación, sino también fomentar conexiones más significativas y lograr los resultados deseados tanto en el ámbito personal como en el profesional.

BIBLIOGRAFÍA

Johan Coetsee. 'Lecciones del director general sobre el cambio', Real People, Real Change, Patrick C. Flood, John Wiley & Sons, 18/11/2013.

Michael J. Losier. 'La Ley de la Conexión'. La ciencia de utilizar la PNL para crear relaciones personales y profesionales ideales, Grand Central Publishing, 6/1/2009

Lynne Cooper. 'PNL Empresarial Para Dummies, Edición Reino Unido'. John Wiley & Sons, 23/3/2011

Camilla Gyllensvan. 'PNL Comunicación y Liderazgo Consciente'. Entrena tu cerebro para rendir al máximo, Publicaciones Mindboozt, 29/05/2018

Rex Morton. 'El Impacto de las Técnicas de la PNL en la Resolución de Conflictos y las Habilidades de Negociación'. Amazon Digital Services LLC - Kdp, 11/11/2023

Thomas M. Holtgraves. 'El manual Oxford de lenguaje y psicología social'. Oxford University Press, 9/2/2014

Herb Bisno.'Gestión de conflictos'. SAGE Publications, 1/1/1988

Mary Catherine Stewart. 'Herramientas para la resolución de conflictos'. Un Programa Práctico K-12 Basado en la 5ª Disciplina de Peter Senge, Ellen M. O'Keefe, R&L Education, 1/1/2004

Shawnee Giessinger. 'Reencuadre Cognitivo: Cómo Vivir Más Positivamente'. Técnicas de Reencuadre, Publicación independiente, 4/4/2021

John Grinder. 'Reencuadre'. Programación Neurolingüística y la Transformación del Significado, Richard Bandler, Real People Press, 1/1/1982

Dennis K. Mumby. 'Reformulación de la diferencia en los estudios de comunicación organizativa'. Investigación, Pedagogía y Práctica, SAGE, 1/1/2011

Estados Unidos. Administración Federal de Aviación. 'Operaciones Militares Especiales'. Departamento de Transporte de EEUU, Administración Federal de Aviación, 1/1/1990

Harry B. Lancelot. 'Anclajes en hormigón: diseño y comportamiento'. George A. Senkiw, Harry B. Lancelot III, Editores, George A. Senkiw, Instituto Americano del Hormigón, 1/1/1991

Tom Dotz. 'PNL: La guía esencial de la programación neurolingüística', Tom Hoobyar, Harper Collins, 2/12/2013

Christoph Molnar. 'Aprendizaje automático interpretable'. Lulu.com, 1/1/2020

Charles C. Poirier. 'Uso de modelos para mejorar la cadena de suministro'. CRC Press, 26/8/2003

John White. 'Diccionario Routledge de Comunicación No Verbal'. David B. Givens, Routledge, 26/5/2021

Jay L. Bucher. 'Manual de calibración de la calidad'. Desarrollo y gestión de un programa de calibración, Quality Press, 26/7/2006

Estados Unidos. Departamento del Ejército. 'Especialista en Calibración'. [Departamento de Defensa], Departamento del Ejército, Cuartel General, 1/1/1979

NARAYAN CHANGDER. 'La niña que amaba a las arañas', Changder Outline, 27/11/2023

Jay A. Conger. 'El necesario arte de la persuasión'. Harvard Business Review Press, 8/9/2008

Bryan Westra. 'Los Aprendizajes Esenciales Del Modelo Y Meta Modelo De Milton'. Formas directas e indirectas de comunicación para que puedas cambiar de opinión y persuadir sin preguntar ni dudar, con confianza, CreateSpace Independent Publishing Platform, 6/7/2015

Janis Hostad. 'Iluminando la diversidad de la educación sobre el cáncer y los cuidados paliativos'. Un recurso completo para los EMQ y un recurso completo para los MCQ, volúmenes 1 y 2, Lorna Foyle, CRC Press, 19/4/2018

Martin Gogolla. 'Teoría y práctica de las transformaciones de modelos'. Tercera Conferencia Internacional, ICMT 2010, Málaga, España, 28 de junio-2 de julio de 2010. Actas, Laurence Tratt, Springer, 29/06/2010

Douglas R. Long 'Especialista en equipos de comunicaciones criptográficas electrónicas (AFSC 30650)'. John M. Hardy, Instituto del Curso de Extensión, Universidad del Aire, 1/1/1985

M. Tamer Özsu. 'Enciclopedia de Sistemas de Bases de Datos'. Ling Liu, Springer Nueva York, 1/1/2019

Pierre J. (Pierre Joseph) Gelinas. 'El Metamodelo de la PNL y el Ajuste Psicológico [microforma]'. Tesis (M.Ed.)--Universidad de Alberta, 1/1/1982

Neville F. Hacker. 'Oncología Ginecológica de Berek y Hacker'. Jonathan S. Berek, Lippincott Williams & Wilkins, 1/1/2010

Mark Benedict. 'El Método de la Venta'. Tu Clave para el Éxito en las Ventas con Más de 70 Técnicas Creativas de Venta, El Método de la Venta, 6/1/2007

Brian Icenhower. 'El equipo inmobiliario de alto rendimiento'. 5 claves para aumentar drásticamente las ventas y las comisiones, John Wiley & Sons, 21/09/2021

Kate Burton. 'Construir la compenetración con PNL en un día para dummies'. Romilla Ready, John Wiley & Sons, 25/5/2012

Wilson Learning Corporation. 'Estilos de comunicación'. Wilson Learning Corporation, 1/1/1999

Alan Thomas "Chip". Mattar. 'Los sistemas representacionales primarios como base para mejorar la comprensión y la comunicación'. Universidad Estatal de Utah. Departamento de Psicología, 1/1/1980

Bradley W. Kuhns, Doctor en Filosofía, O.M.D. 'Terapia Mente/Cuerpo, Auditiva, Visual y Kinestésica (PNL)'. Dr. Bradley Kuhns, O.M.D., 1/1/2010

Bodo Winter. 'Lingüística sensorial'. Lenguaje, percepción y metáfora, John Benjamins Publishing Company, 24/4/2019

Monica Hanaway. 'Perspectivas existenciales sobre el coaching'. Emmy van Deurzen, Bloomsbury Publishing, 20/4/2012

Charles V.W. Brooks. 'Recuperar la vitalidad y la presencia'. La conciencia sensorial como práctica para la vida, Charlotte Selver, North Atlantic Books, 24/4/2007

Eduardo D Rodríguez. 'Libro electrónico de Cirugía de Traumatismo Facial'. De la reparación primaria a la reconstrucción, Amir H Dorafshar, Elsevier Health Sciences, 18/2/2019

Joseph P. Forgas. 'El mensaje interior'. El papel de la experiencia subjetiva en la cognición social y el comportamiento, Herbert Bless, Psychology Press, 19/12/2013

Dr. Tim Brunson. 'Dominar el Modelo de Comunicación de la PNL'. Publicación independiente, 21/7/2021

Mohamed El Mahfoudi. 'PNL. Cómo Utilizar los Presupuestos de la Programación Neurolingüística para Liberarse de las Creencias Limitantes', Publicado Independientemente, 23/8/2020

Joseph O'Connor. 'PNL', Thorsons, 1/1/2001

John Grinder. 'Los orígenes de la programación neurolingüística'. Crown House Publishing, 9/5/2013

Ajay Uppili Arasanipalai. 'Procesamiento Aplicado del Lenguaje Natural en la Empresa'. Ankur A. Patel, "O'Reilly Media, Inc.", 5/12/2021

Diana Ridley. 'La revisión bibliográfica'. Una guía paso a paso para estudiantes, SAGE, 23/7/2012

Sally Dimmick. 'Comunicación con éxito", Through NLP: A Trainer's Guide, Gower Publishing, Ltd., 1/1/1995.

Barbara Gibson. 'La guía completa para entender y utilizar la PNL' Programación Neurolingüística Explicada Sencillamente, Atlantic Publishing Company, 1/1/2011.

Alistair McCleery. 'Introducción a la Historia del Libro'. David Finkelstein, Routledge, 13/3/2006

www.ingramcontent.com/pod-product-compliance
Lightning Source LLC
Chambersburg PA
CBHW050215230526
45470CB00001B/399